Shaik Muzammil Taj
Asit Vats

Navegação em Endodontia

Shaik Muzammil Taj
Asit Vats

Navegação em Endodontia

Um guia para a precessão

ScienciaScripts

Cover image: www.ingimage.com

This book is a translation from the original published under ISBN 978-620-7-84171-4.

Publisher:
Sciencia Scripts
is a trademark of
Dodo Books Indian Ocean Ltd. and OmniScriptum S.R.L publishing group

120 High Road, East Finchley, London, N2 9ED, United Kingdom
Str. Armeneasca 28/1, office 1, Chisinau MD-2012, Republic of Moldova, Europe
Printed at: see last page
ISBN: 978-620-7-90974-2

ÍNDICE

Capítulo 1

INTRODUÇÃO E HISTÓRIA

A colocação tridimensional correcta de implantes dentários ou brocas na cavidade de acesso é crucial para o sucesso dos resultados do tratamento. A introdução da tomografia computorizada de feixe cónico (CBCT) tornou possível a visualização pré-operatória da forma anatómica e da área de interesse na área de trabalho especificada, ajudando ainda mais o sucesso do tratamento.

O termo "navegação" tem origem na palavra latina "navigare", que significa navegar ou dirigir um navio. A navegação, num sentido geral, centra-se no processo de monitorização e controlo do movimento de uma embarcação ou veículo de um local para outro[1] . Em medicina dentária, a navegação refere-se à monitorização e ao controlo dos instrumentos até à área de trabalho desejada. Utilizando a navegação em medicina dentária, os médicos podem prever a dificuldade e os resultados dos procedimentos. A navegação ajuda a compreender a colocação da broca na sua orientação e profundidade e o grau correto de angulação, evitando contratempos do lado do operador. Simplifica as competências do operador e digitaliza o fluxo de trabalho. O fluxo de trabalho digital elimina os procedimentos laboratoriais, como a moldagem e o enceramento, conseguidos através de um scanner ótico. O desenvolvimento da CBCT melhorou a visualização das lesões e a sua extensão nas estruturas de suporte, melhorando o diagnóstico, o planeamento do tratamento e os resultados previstos em vários procedimentos, como a colocação de implantes, aberturas de acesso guiadas e outras abordagens cirúrgicas[2] .

O desenvolvimento da tomografia computorizada (TC) em 1972, relatado em 1973, permitiu o diagnóstico de patologias através de imagens tridimensionais (3D)[3] . Estes aparelhos foram utilizados em muitos campos, e a sua utilização em medicina dentária tornou-se mais frequente com o advento da cirurgia de implantes. Embora os aparelhos de TC estejam a tornar-se mais compactos, continuam a ser relativamente grandes, caros e expõem os pacientes a doses relativamente elevadas de radiação[4] .

Arai e colegas[5] desenvolveram um aparelho de TC compacto especificamente para utilização dentária. Em 1997, criaram um protótipo limitado de um dispositivo de CBCT para utilização dentária, denominado Ortho-CT. Em cerca de dois anos, o aparelho foi utilizado em aproximadamente 2000 casos para avaliar condições como dentes impactados, lesões apicais e doenças da mandíbula e do maxilar, antes e depois da cirurgia no Hospital Dentário da Faculdade de Medicina Dentária da Universidade de Nihon, revelando-se um grande sucesso.

Este protótipo, o Ortho-CT, era uma versão melhorada do Scanora (Soredex Corporation, Helsínquia, Finlândia), um aparelho multifuncional de imagiologia pantomográfica. No Ortho-CT, a secção onde a cassete de filme era instalada foi substituída por um intensificador de imagem, resultando numa melhor operabilidade, resolução e redução das doses de radiação[4] .

Em 2000, esta tecnologia foi transferida para a Morita Co Ltd através do Centro de Incubação de Empresas da Universidade de Nihon[6] . O micro-CT multi-imagem 3DX foi desenvolvido como um dispositivo de CBCT limitado para utilização prática, permitindo a obtenção de imagens 3D dos tecidos duros (osso, dente) das regiões maxilofacial, do ouvido e do nariz.

O NewTom QR 9000, um aparelho de imagiologia de volume produzido em Itália por Mozzo e colegas, recebeu a aprovação da FDA (Food and Drug Administration) em abril de 2001 e da CDA (Canadian Dental Association) em agosto de 2002. O NewTom QR 9000 foi concebido especificamente para a imagiologia da região maxilofacial. Num único exame, a fonte de raios X e um sensor de raios X alternativo rodam em torno da cabeça, adquirindo 360 imagens (uma imagem por grau de rotação) utilizando 17 segundos de tempo de exposição acumulado[7] .

CAPÍTULO 1.1

FUNDAMENTOS DE TOMOGRAFIA COMPUTORIZADA DE FEIXE CÓNICO

A CBCT utiliza um scanner de imagiologia extra-oral, especificamente concebido para imagiologia da cabeça e do pescoço, que produz digitalizações em 3D do esqueleto maxilofacial. Envolve uma unidade comparável em tamanho a uma máquina de radiografia panorâmica convencional[8] . As máquinas de feixe cónico utilizam raios X sob a forma de um grande cone que cobre a superfície da cabeça a examinar; em vez de uma matriz linear de detectores como na TAC, é utilizado um detetor plano bidimensional (2D). Uma vez que o feixe cónico irradia uma grande área de volume em vez de uma fatia fina, a máquina não necessita de rodar tantas vezes como a TC; roda uma vez, fornecendo toda a informação necessária para reconstruir a região de interesse (ROI). Esta técnica permite aos médicos obter imagens reconstruídas em 2D em todos os planos e reconstruções em 3D com uma exposição de baixo nível à radiação X.

Posição supina versus posição sentada

Os aparelhos de CBCT variam no posicionamento do doente: de pé, sentado ou deitado numa mesa. Os médicos estão habituados à posição sentada ou de pé para a obtenção de imagens 2D no consultório. Para a aquisição de imagens 3D de feixe cónico, é fundamental minimizar o movimento do doente para obter resultados de elevada qualidade, de modo a reduzir a desfocagem e os artefactos de movimento[9] .

Intensificador de imagem versus eficiência do painel plano ao longo do tempo

Os primeiros sistemas de TCFC utilizavam normalmente intensificadores de imagem. Atualmente, são utilizados diferentes tipos de detectores de painel plano (FPD), uma vez que estes detectores não apresentam distorções, têm uma maior eficiência de dose, uma gama dinâmica mais ampla e podem ser produzidos com um campo de visão (FOV) mais pequeno ou maior. A maioria dos sistemas de CBCT existentes utiliza FPDs indirectos, em que uma camada de material cintilador, quer de oxissulfureto de gadolínio quer de iodeto de césio, é utilizada para converter os fotões de raios X em fotões de luz, que por sua vez são convertidos em sinais eléctricos[10] .

Campo de visão

O tamanho do FOV descreve o volume de digitalização de um determinado equipamento de CBCT e depende do tamanho e forma do detetor, da geometria de projeção do feixe e da capacidade de colimação do feixe, que difere de um fabricante para outro[11] . A colimação do feixe limita a exposição do doente à radiação ionizante na ROI e assegura a seleção de um FOV adequado com base no caso específico. De um modo geral, as unidades de CBCT podem ser classificadas em pequenos, médios e grandes volumes com base no tamanho do seu FOV. Os equipamentos de CBCT de pequeno volume são utilizados para digitalizar uma gama que vai desde um sextante ou um quadrante até apenas um maxilar, oferecendo geralmente uma maior resolução de imagem devido à redução da dispersão dos raios X (ruído). Os aparelhos de CBCT de médio volume digitalizam ambos os maxilares, enquanto os aparelhos de grande FOV visualizam toda a cabeça, sendo normalmente utilizados no planeamento de tratamentos de ortodontia e cirurgia ortognática[12] .

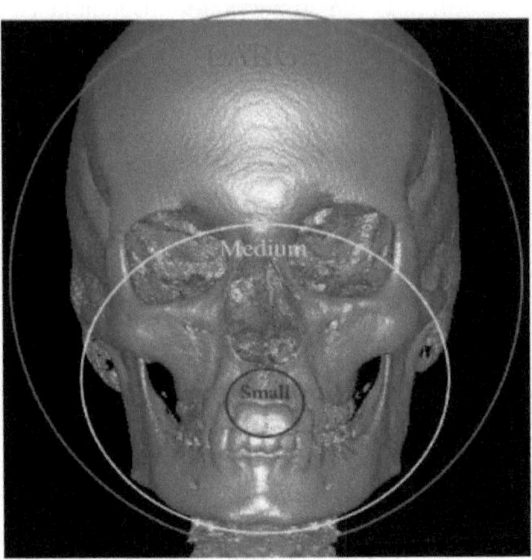

Fig. 1. Area covered by small, medium, and large FOVs.

Formação de imagens de tomografia computorizada de feixe cónico

O processo de formação da imagem consiste em duas fases principais: aquisição e reconstrução, seguidas da visualização da imagem. Algumas máquinas requerem a aquisição de dados por um computador de aquisição separado e a transferência para outro computador de processamento (estação de trabalho) para reconstrução. A reconstrução dos dados do feixe cónico é normalmente efectuada numa plataforma baseada em Windows[11] .

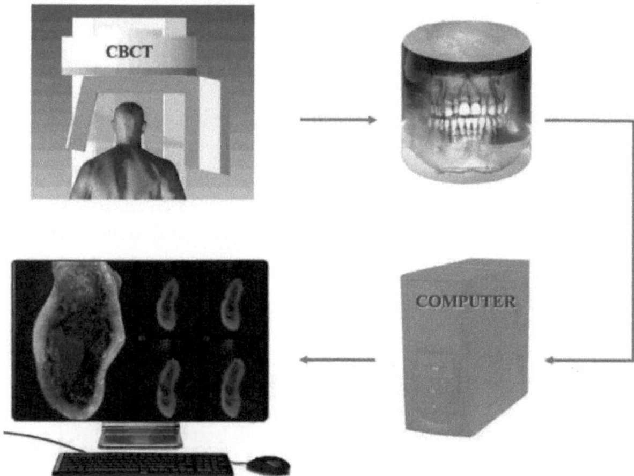

Fig. 2. CBCT image formation.

Fase de aquisição

As técnicas de aquisição de feixe cónico utilizam maioritariamente uma única rotação de 180° ou mais, em que a fonte de raios X e um detetor de raios X alternativo rodam em torno da cabeça do doente. O FOV determinado pela área de interesse depende principalmente do tamanho do detetor, da geometria de projeção do feixe e da colimação selecionada. As imagens primárias captadas durante um exame de CBCT consistem numa sequência de imagens de projeção 2D. Os dados de projeção são prontamente reconstruídos num conjunto de dados volumétricos. O número de imagens de projeção que compõem o conjunto de dados varia consoante o sistema; este número é determinado pela velocidade de fotogramas e pelo ciclo de exposição. Quanto mais elevada for a taxa de fotogramas, mais informação estará disponível para construir a imagem; uma taxa de fotogramas mais elevada com cálculo da média dos fotogramas e um sinal ligeiramente inferior pode ainda assim obter uma melhor relação sinal/ruído (SNR) do que uma taxa de fotogramas inferior[13] .

Nalguns casos, são adquiridos vários exames consecutivos e fundidos numa única imagem. Esta fusão pode combinar dois ou mais FOVs de pequeno diâmetro ou dois FOVs de pequena altura. Entre os exames, a cadeira ou o braço em C move-se ao longo de um trajeto predefinido, deixando uma pequena sobreposição entre as imagens. A costura do volume de imagem pode ser efectuada através de uma simples sobreposição ou através da correspondência automática das imagens utilizando o registo de imagem[14] .

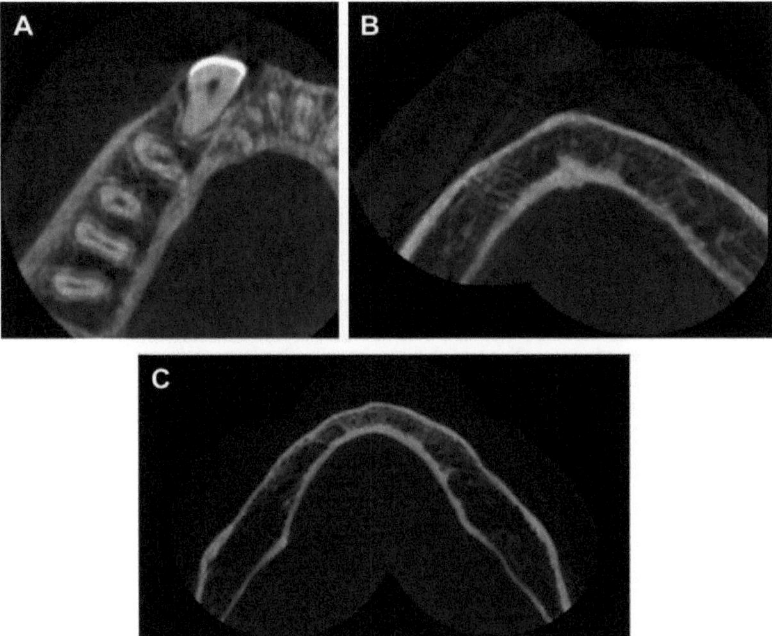

Figura 3: Costura de imagens em CBCT. (A) Pequeno FOV cobrindo a mandíbula direita. (B) Costura de 2 FOVs. (C) Costura de 3 FOVs, cobrindo uma área maior da mandíbula.

Capítulo 1.2

Aplicações em medicina dentária

A TCFC tornou possível visualizar a dentição, o esqueleto maxilofacial e a relação das estruturas anatómicas em 3D. A utilização da TCFC em medicina dentária está a aumentar exponencialmente devido ao aumento de fabricantes de equipamento e à crescente aceitação desta modalidade de imagiologia.

Table 1
Summary of applications cone beam computed tomography in dentistry

1. Implants planning	1. Presence of some kind of pathology 2. Location of anatomic features 3. Location of osseous morphology 4. Amount of bone available
2. Orthodontics	1. Assessment of palatal bone thickness 2. Skeletal growth pattern 3. Severity of tooth impaction 4. Arch expansion 5. Position of the mandibular condyles 6. Airway analysis 7. Orthognathic surgery
3. Endodontics	1. Evaluation of root canal morphology 2. 3D representation of periapical pathology 3. Assessment of pathosis of endodontic and nonendodontic origin 4. Identifying an untreated or missed canal 5. Visualizing overextended root canal obturation material 6. Analysis of external and internal root resorption 7. Evaluation of vertical and horizontal root fractures
4. Pathology	1. Developmental abnormalities 2. Cystic and benign tumors 3. Reactive lesions 4. Inflammatory lesions 5. Malignancy
5. Maxillary sinus	1. Dento-apical pathology of the maxillary posterior teeth 2. Soft tissue thickening of the sinus floor mucosa 3. Assessment of vertical bone height before placement of implants 4. Assessment of bone graft
6. Trauma and surgery	1. Trauma 2. Follow-up
7. TMJ	1. Condylar head shape and position 2. Erosion and osteoarthritic changes
8. Periodontics	1. Assessment of bone loss 2. Evaluation of bony defects 3. Preperiodontal and postperiodontal surgery assessment 4. Bone graft evaluation
9. Airways	1. Assessment of total airway space volume 2. Soft tissue changes

Planeamento de implantes[15]

Os implantes dentários endósseos foram introduzidos após a descoberta da osseointegração pelo Dr. P. Brånemark em 1952. Os implantes dentários tornaram-se atualmente uma opção de tratamento amplamente utilizada para substituir dentes perdidos. O sucesso das restaurações com implantes dentários depende em parte de informações de diagnóstico adequadas sobre as estruturas ósseas da região oral. A obtenção destas informações requer normalmente alguma forma de imagiologia, variando desde simples vistas 2D, como radiografias panorâmicas, até vistas mais complexas em vários planos, dependendo do caso e da experiência do médico.

O objetivo da imagiologia pré-operatória de implantes dentários é obter as seguintes informações sobre o potencial local do implante:

1. Presença de algum tipo de condições patológicas (Figs. 4 e 5)

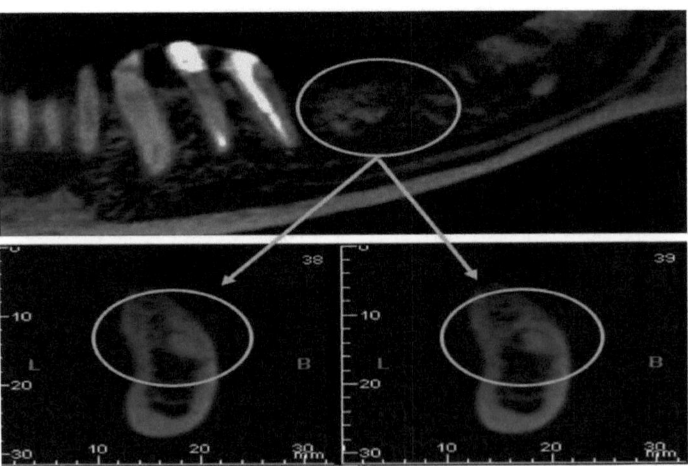

Fig. 4 Uma região de alta densidade no local do futuro implante na panorâmica reconstruída; os cortes transversais revelam uma estrutura dentária residual (círculos inferiores).

2. Localização de características anatómicas que devem ser evitadas ao colocar um implante, como o seio maxilar, o canal nasopalatino, o canal alveolar inferior e o canal e forame mentoniano (ver Fig. 5)

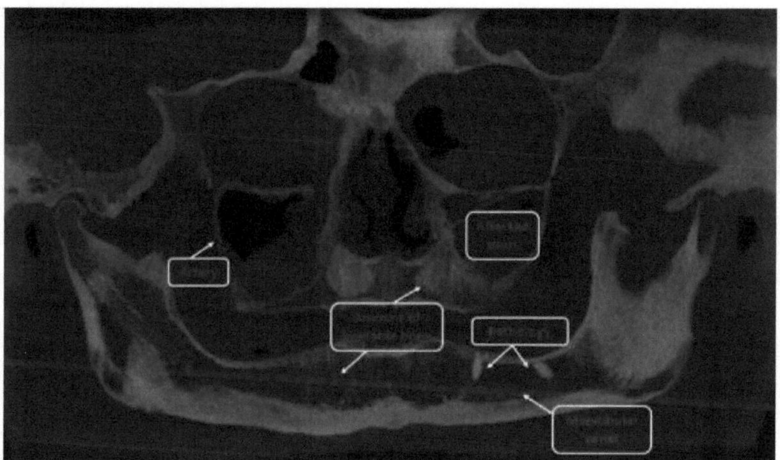

Fig. 5. Algumas das características anatómicas e patológicas.

3. Localização da morfologia óssea, incluindo as cristas em gume de faca, localização e profundidade da fossa submandibular, variações de desenvolvimento, irregularidades pós-extração, espaços medulares alargados, integridade e espessura da cortical e densidade do osso trabecular

4. Quantidade de osso disponível para a colocação de implantes (fig. 6)

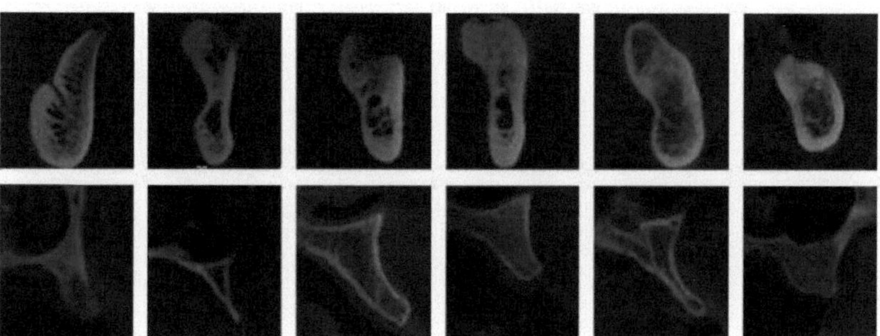

Fig. 6. As possibilidades ilimitadas da natureza no que respeita à morfologia, às variações de desenvolvimento, ao grau de reabsorção, etc.

A Academia Americana de Radiologia Oral e Maxilofacial (AAOMR) recomenda a obtenção de imagens panorâmicas e de secções transversais ortogonais para todas as avaliações de locais de implantes e apoia a tomografia convencional como a modalidade mais rentável e de menor risco de radiação atualmente disponível para a maioria dos pacientes. A AAOMR também recomenda que a imagiologia e a interpretação das imagens resultantes não sejam tentadas sem formação adequada e que os médicos procurem essa formação ou obtenham as informações radiográficas necessárias junto de especialistas qualificados antes da restauração ou colocação do implante.

Ortodontia

A tecnologia CBCT tem tido um impacto significativo nas práticas actuais da ortodontia. Muitas condições ortodônticas não podem ser adequadamente avaliadas através de radiografias convencionais. Por exemplo, a avaliação da espessura do osso palatino, o padrão de crescimento esquelético, a severidade da impactação dentária, a expansão da arcada, os tratamentos sem extração e outras condições não podem ser determinadas completamente sem imagens 3D[16] . A TCFC na cirurgia ortognática está a tornar-se fundamental.

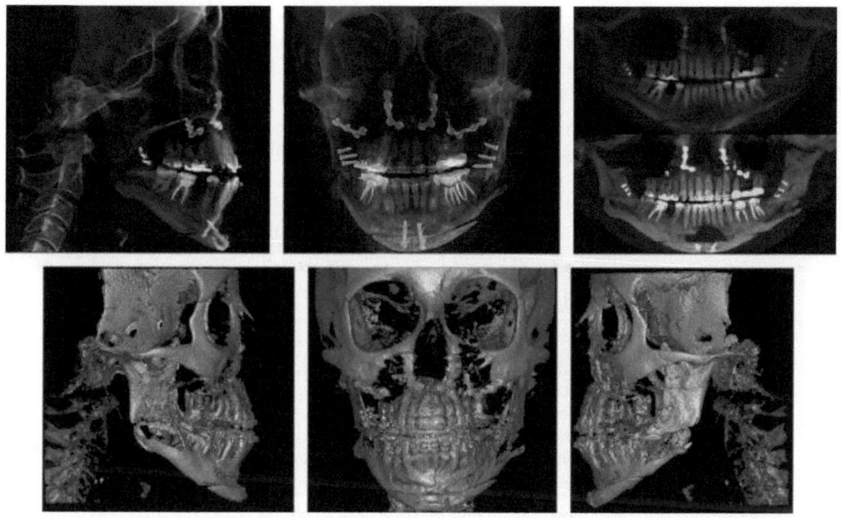

Fig. 7. Reconstruções múltiplas tridimensionais após cirurgia ortognática.

Table 2
Summary of the position statement of the American Academy of Oral and Maxillofacial Radiology on selection criteria for the use of radiology in dental implantology with emphasis on cone beam computed tomography

Recommendation 1	Panoramic radiography should be used as the imaging modality of choice in the initial evaluation of dental implant patients.
Recommendation 2	Use intraoral periapical radiography to supplement the preliminary information from panoramic radiography.
Recommendation 3	Do not use cross-sectional imaging, including CBCT, as an initial diagnostic imaging examination.
Recommendation 4	The radiographic examination of any potential implant site should include cross-sectional imaging orthogonal to the site of interest.
Recommendation 5	CBCT should be considered as the imaging modality of choice for preoperative cross-sectional imaging of potential implant sites.
Recommendation 6	CBCT should be considered when clinical conditions indicate a need for augmentation procedures or site development before the placement of dental implants: (1) sinus augmentation, (2) block or particulate bone grafting, (3) ramus or symphysis grafting, (4) assessment of impacted teeth, (5) evaluation of bone volume.
Recommendation 7	CBCT imaging should be considered if bone reconstruction and augmentation procedures (for example, ridge preservation or bone grafting) have been performed to treat bone volume deficiencies before implant placement.
Recommendation 8	In the absence of clinical signs or symptoms, use intraoral periapical radiography for the postoperative assessment of implants. Panoramic radiographs may be indicated for more extensive implant therapy cases.
Recommendation 9	Use cross-sectional imaging (particularly CBCT) immediately postoperatively, only if patients present with implant mobility or altered sensation, especially if the fixture is in the posterior mandible.
Recommendation 10	Do not use CBCT imaging for the periodic review of clinically asymptomatic implants.
Recommendation 11	Cross-sectional imaging, optimally CBCT, should be considered if implant retrieval is anticipated.

Data from Tyndall DA, Price JB, Tetradis S, et al. Position statement of the American Academy of Oral and Maxillofacial Radiology on selection criteria for the use of radiology in dental implantology with emphasis on cone beam computed tomography. Oral Surg Oral Med Oral Pathol Oral Radiol 2012;113(6):817–26.

O traçado, a medição e o planeamento ortodôntico estão a ser realizados por alguns cientistas que utilizam imagens sintetizadas a partir da TCFC (Fig. 8). Descobriu-se que uma imagem cefalométrica sintética pode ser utilizada para distinguir sinais visuais pouco claros, incluindo poros, e contornar o erro de medição associado aos cefalogramas tradicionais. Embora esse procedimento esteja ganhando popularidade, mais pesquisas são necessárias para estabelecer quando os casos ortodônticos devem utilizá-lo, especialmente porque a maioria dos pacientes é jovem e a TCFC tem uma dose de radiação maior do que uma radiografia simples padrão. O quadro 3 apresenta uma sinopse desta declaração de posição.

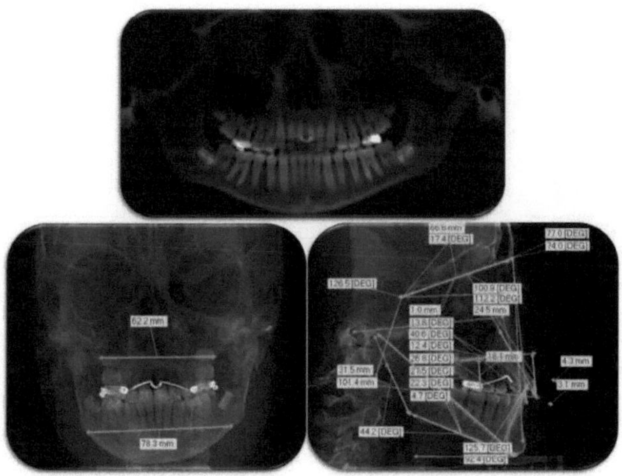

Fig. 8. Exemplo de panorâmicas e cefalogramas sintetizados, com desenho ortodôntico de pontos e planos.

Endodontia

As radiografias periapicais convencionais em 2D ainda desempenham um papel predominante na avaliação da patologia periapical no campo endodôntico atual. No entanto, a CBCT demonstra características anatómicas em 3D que as imagens intra-orais, panorâmicas e cefalométricas não conseguem[17] .

As indicações da CBCT em endodontia incluem:[18]

- Avaliação da morfologia do canal radicular

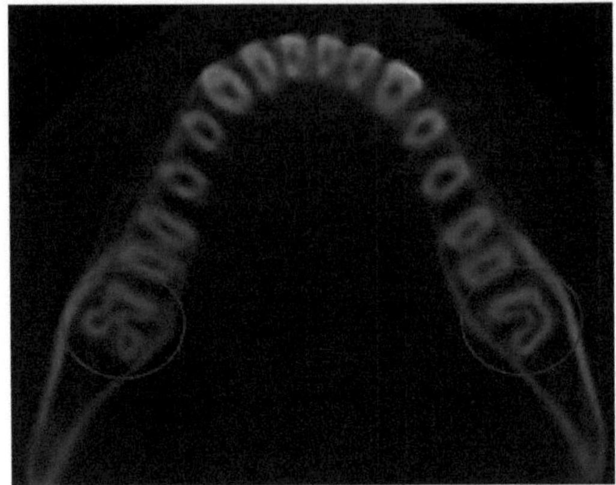

Fig. 9. Visualização da morfologia do canal radicular dos molares na vista axial (círculos).

- Representação 3D da patologia periapical

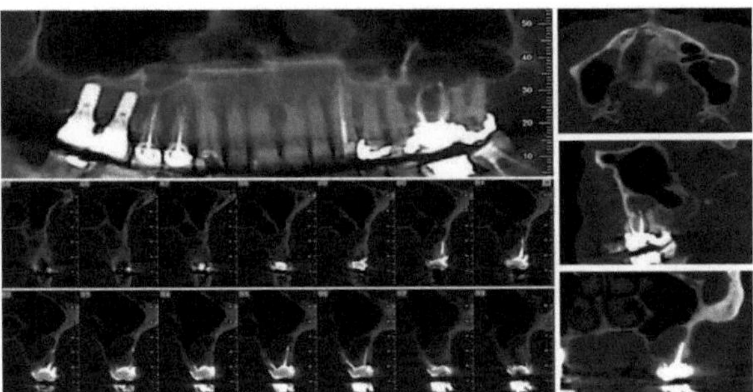

Fig. 10. Uma representação 3D de uma patologia periapical.

- Avaliação de pathosis de origem endodôntica e não endodôntica

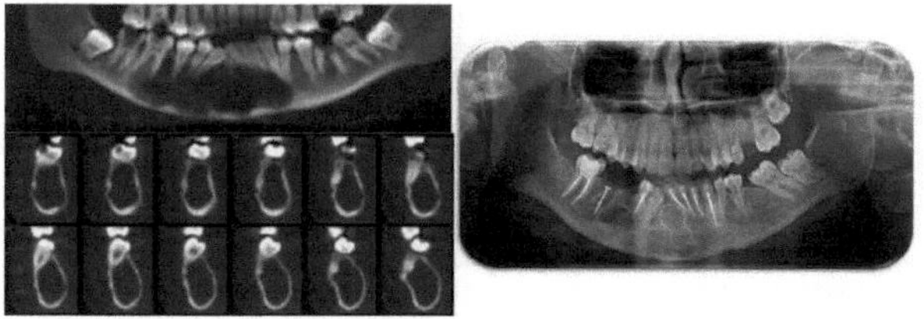

Fig. 11. Avaliação de uma patose de origem não endodôntica.

- Identificar canais não tratados ou não detectados

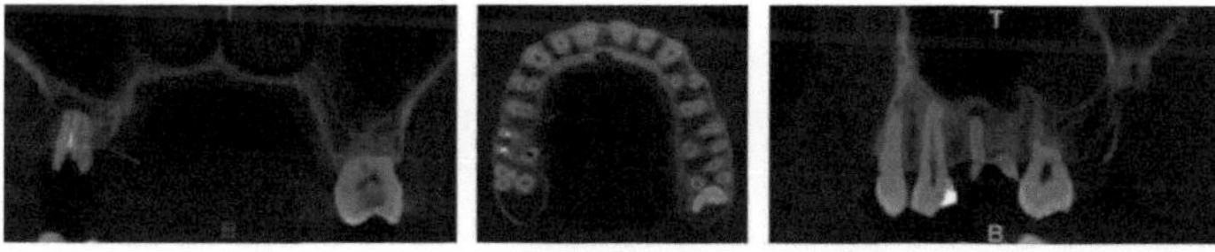

Fig. 12. As setas apontam para um canal não tratado nos 3 planos.

- Visualização do material de obturação do canal radicular com extensão excessiva

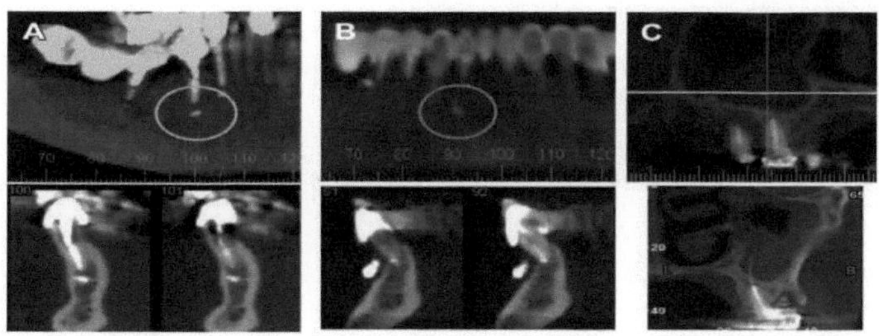

Fig. 13. Material de obturação de canais radiculares sobreexpandido na reconstrução panorâmica (círculo). Os seus correspondentes nos cortes transversais (A) No osso; (B) fora do osso; (C) no seio

- Análise da reabsorção radicular externa e interna

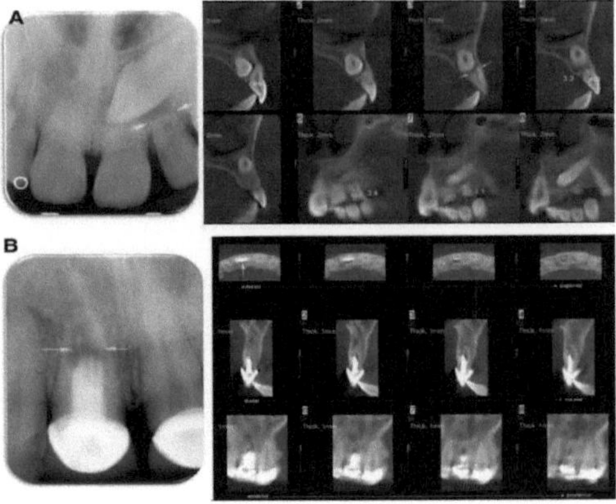

Fig.14: - Análise da reabsorção radicular interna e externa

- Avaliação de fracturas radiculares verticais e horizontais

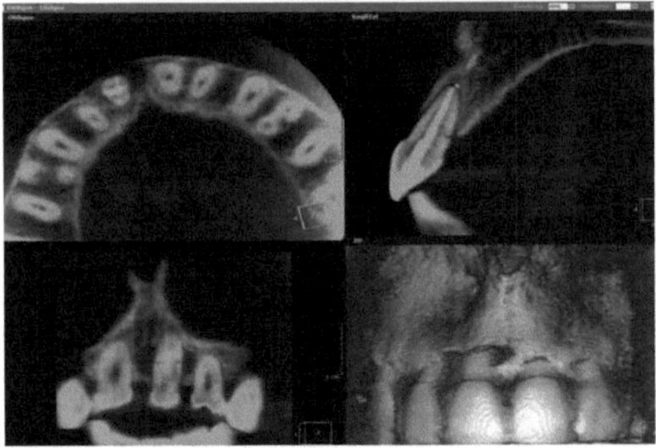

Fig. 15. Fratura central como aparece em vistas 3D.

Patologia

A CBCT pode avaliar regiões de interesse em secções transversais se forem detectadas ou suspeitadas anomalias ou lesões em radiografias 2D. O elevado contraste ósseo permite a visualização de lesões que afectam o osso, incluindo anomalias de desenvolvimento, tumores císticos e benignos, lesões reactivas, malignidade e lesões inflamatórias. Estudos demonstram que a CBCT permite abordagens de tratamento mais conservadoras, reduzindo os danos iatrogénicos[19] .

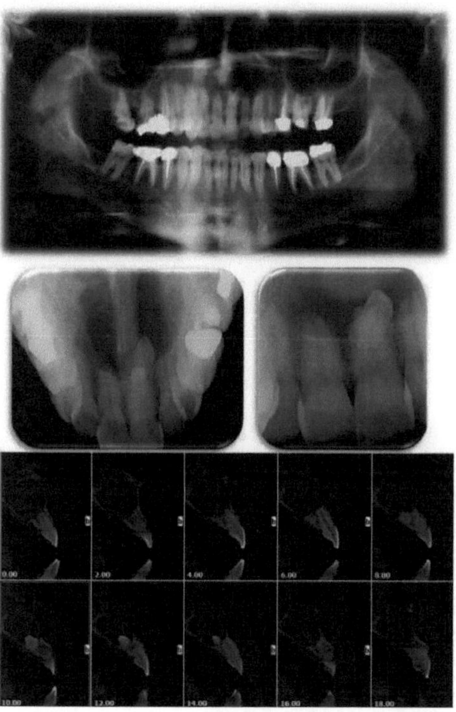

Fig. 16. Da visualização 2D para a visualização 3D de uma lesão ântero-superior.

Seio maxilar

A TCFC avalia os seios paranasais, especialmente o seio maxilar, devido à sua proximidade com os dentes posteriores do maxilar. A patologia em torno do pavimento do seio pode ser detectada na TCFC, o que também é útil para avaliar a altura vertical do osso antes da colocação de implantes e enxertos ósseos em procedimentos de elevação do seio maxilar[20.21] .

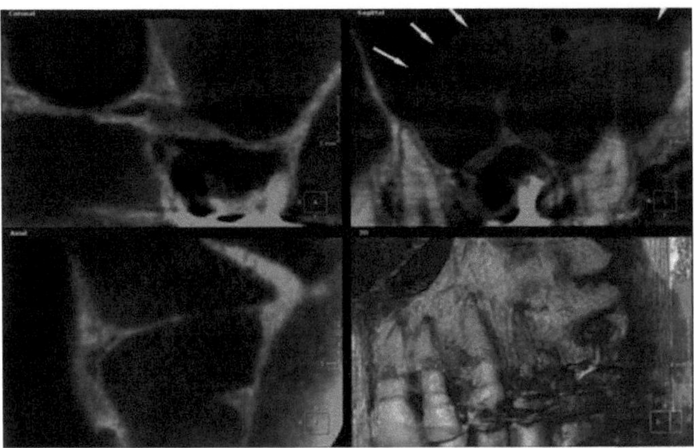

Fig. 17. As setas apontam para sinusite no seio maxilar.

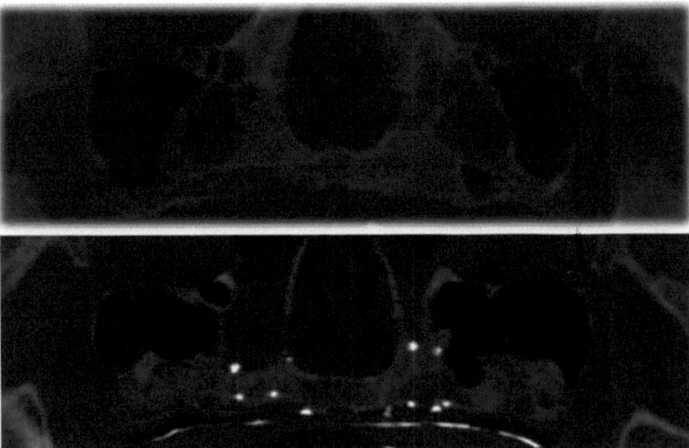

Fig. 18. Reconstrução panorâmica do seio maxilar antes e depois dos procedimentos de enxerto ósseo.

Traumatologia e Cirurgia

As fracturas maxilofaciais e dos maxilares resultantes de traumatismos podem ser avaliadas por TCFC, o que é útil para o acompanhamento após a cirurgia, embora a TC médica seja geralmente preferida em situações de emergência para uma melhor avaliação dos tecidos moles e duros[22] .

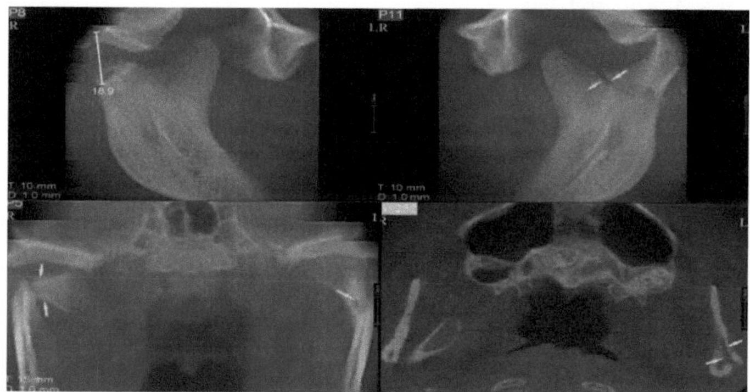

Fig. 19. As setas apontam para as linhas de fratura no colo do côndilo nas vistas sagital, frontal e axial.

Articulação temporomandibular

A TCFC é útil para avaliar a forma e a posição da cabeça do côndilo e da fossa glenoide, detectando erosões e alterações osteoartríticas. No entanto, não consegue detetar alterações no disco articular; a RM continua a ser o padrão de excelência para avaliar a posição do disco e outros componentes dos tecidos moles da ATM[23] .

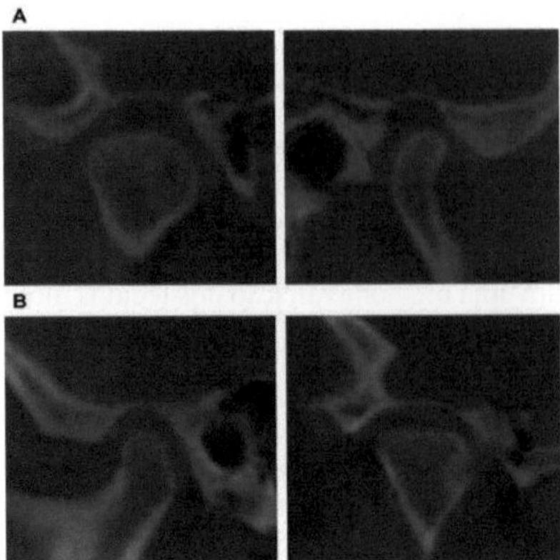

Fig. 20. (A) ATM direita: côndilo centrado na fossa glenoide, no plano frontal. Posição protruída para baixo do côndilo na fossa glenoide, no plano sagital. (B) ATM esquerda: Côndilo centrado na fossa glenoide, no plano frontal. Posição centralizada do côndilo na fossa glenoide, no plano sagital.

Periodontia

A CBCT permite uma avaliação exacta da perda óssea e uma avaliação 3D dos defeitos ósseos devidos a doenças periodontais. Pode ser utilizada para avaliações pré-periodontais e pós-cirurgia periodontal para avaliar o progresso ou a estabilidade da condição e avaliação pós-enxerto ósseo[24] .

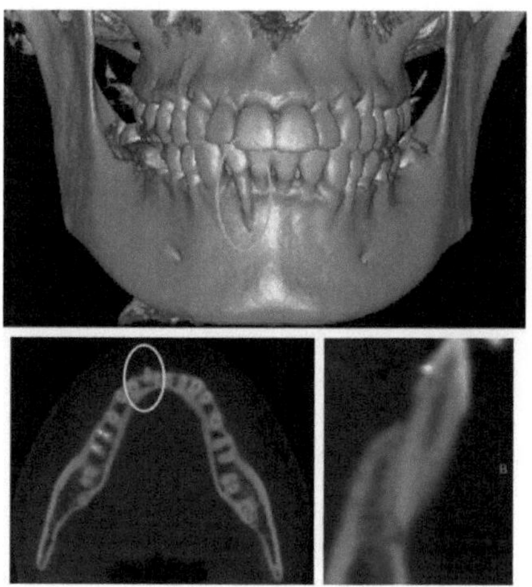

Fig. 21. Perda da placa vestibular na lateral inferior direita, tal como aparece na reconstrução 3D (círculo laranja) e na vista axial (círculo amarelo)

Vias aéreas

A CBCT avalia o volume total do espaço das vias aéreas, útil para identificar potenciais apneias do sono. Os médicos devem analisar e interpretar todo o volume de imagem da TCFC e não apenas o local do implante, para garantir um tratamento abrangente e proteger-se de responsabilidades[25] .

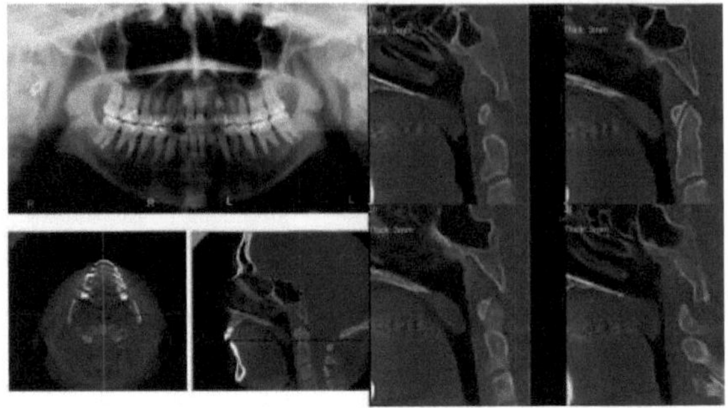

Fig. 22. Vias aéreas de tecido mole como aparecem em cortes panorâmicos, axiais e sagitais. O paciente tem um palato mole grande.

Impressão tridimensional

A impressão 3D está a ganhar força na medicina dentária para fabricar estruturas metálicas, guias cirúrgicas, alinhadores transparentes e próteses de resina. Os médicos dentistas podem incorporar impressoras 3D no seu fluxo de trabalho para simplificar o fabrico de próteses e guias cirúrgicas, utilizando dados de CBCT para o planeamento de casos de implantes e gerando modelos de impressora 3D ou guias cirúrgicos[26,27] .

Table 3
Summary of the position statement and guidelines of the American Academy of Oral and Maxillofacial Radiology and Orthodontists

1. Image appropriately according to clinical condition.	*Recommendation 1.1.* The decision to perform a CBCT examination is based on patients' history, clinical examination, available radiographic imaging, and the presence of a clinical condition for which the benefits to the diagnosis and/or treatment plan outweigh the potential risks of exposure to radiation, especially in the case of a child or young adult. *Recommendation 1.2.* Use CBCT when the clinical question for which imaging is required cannot be answered adequately by lower-dose conventional dental radiography or alternate nonionizing imaging modalities. *Recommendation 1.3.* Avoid using CBCT on patients to obtain data that can be provided by alternate nonionizing modalities (eg, to produce virtual orthodontic study models). *Recommendation 1.4.* Use a CBCT protocol that restricts the FOV, minimizes exposure (milliampere and kilovoltage peak), the number of basis images, and resolution yet permits adequate visualization of the region of interest. *Recommendation 1.5.* Avoid taking a CBCT scan solely to produce a lateral cephalogram and/or panoramic view if the CBCT would result in higher radiation exposure than would conventional imaging. *Recommendation 1.6.* Avoid taking conventional 2D radiographs if the clinical examination indicates that a CBCT study is indicated for proper diagnosis and/or treatment planning or if a recent CBCT study is available.
2. Assess the radiation dose risk.	*Recommendation 2.1.* Consider the RRL when assessing the imaging risk for imaging procedures over a course of orthodontic treatment. *Recommendation 2.2.* Because CBCT exposes patients to ionizing radiation that may pose elevated risks to some patients (pregnant or younger patients), explain and disclosure to patient's radiation exposure risks, benefits and imaging modality alternatives and document this in the patients' records.
3. Minimize patient radiation exposure.	*Recommendation 3.1.* Perform CBCT imaging with acquisition parameters adjusted to the nominal settings consistent with providing appropriate images of task specific diagnostic quality for the desired diagnostic information required. *Recommendation 3.2.* When other factors remain the same, reduce the size of the FOV to match the ROI; however, selection of FOV may result in automatic or default changes in other technical factors (eg, milliampere) that should be considered because these concomitant changes can result in an increase in dose. *Recommendation 3.3.* Use patient protective shielding (such as lead torso aprons and consider the use of thyroid shields) when possible (eg, maxillary only scan) to minimize exposure to radiosensitive organs outside the FOV of the exposure. *Recommendation 3.4.* Ensure that all CBCT equipment is properly installed, routinely calibrated and updated, and meets all governmental requirements and regulations.
4. Maintain professional competency in performing and interpreting CBCT studies.	*Recommendation 4.1.* Clinicians have an obligation to attain and improve their professional skills through lifelong learning in regards to performing CBCT examinations as well as interpreting the resultant images. Clinicians need to attend continuing education courses to maintain familiarity with the technical and operational aspects of CBCT and to maintain current knowledge of scientific advances and health risks associated with the use of CBCT. *Recommendation 4.2.* Clinicians have legal responsibilities when operating CBCT equipment and interpreting images and are expected to comply with all governmental and third party payer (eg, Medicare) regulations. *Recommendation 4.3.* It is important that patients/guardians know about the limitations of CBCT with regard to visualization of soft tissues, artifacts and noise.

(continued on next page)

Table 3
(continued)

Capítulo 2

Diagnóstico com CBCT

Os desafios no diagnóstico de estruturas dentomaxilofaciais complexas através de imagens conduziram a avanços significativos na endodontia. A introdução da tomografia computorizada de feixe cónico (CBCT) neste campo revolucionou os processos de diagnóstico e planeamento do tratamento[28] . A TCFC fornece orientação tridimensional durante o tratamento do canal radicular e teve um impacto significativo na endodontia, alterando a forma como os resultados do tratamento são avaliados. Tornou-se essencial para avaliar se os protocolos de tratamento devem ser mantidos ou ajustados[29] . A TCFC oferece navegação dinâmica em vários planos, correção de dados através do ajuste do brilho e do contraste e ajuste dos parâmetros de volume, como a espessura e o intervalo entre cortes. Em comparação com a imagiologia 2D, a CBCT apresenta uma maior especificidade e sensibilidade relativamente à patologia dos tecidos duros, o que a torna valiosa para várias aplicações clínicas e de investigação[30] .

A TCFC trouxe benefícios clínicos a quase todas as áreas da medicina dentária, incluindo endodontia, cirurgia, implantologia, ortodontia, periodontia, perturbações temporomandibulares e diagnóstico por imagem. As comparações com a radiografia periapical e panorâmica, que têm limitações bem conhecidas, mostraram que a TCFC aumenta a precisão dos diagnósticos de condições como a periodontite apical e a reabsorção radicular inflamatória. A grande quantidade de dados disponíveis nos exames de TCFC melhora o planeamento do tratamento, conduzindo a resultados de tratamento mais previsíveis[31] . A eliminação da sobreposição de anatomia em diferentes planos (coronal, axial, sagital, oblíquo) e a sua elevada resolução e contraste distinguem a TCFC de outras técnicas de imagiologia. É recomendada para vários fins, incluindo a avaliação da anatomia do canal radicular, a avaliação de anomalias de desenvolvimento, a preparação do canal radicular, obturações radiculares, retratamento, deteção de lesões periapicais, cirurgia periapical, lesões dentárias traumáticas (como reabsorções radiculares) e investigação em endodontia. A abordagem de leitura de mapas com imagens de TCFC ajuda a minimizar os problemas associados a casos complexos e pouco claros que requerem uma atenção especial durante o diagnóstico. Assim, as inovações tecnológicas suportadas por estudos tridimensionais de TCFC revolucionaram a endodontia contemporânea, levando a uma reavaliação de conceitos estruturados com base em métodos de imagem convencionais. No entanto, o ritmo acelerado das mudanças e o afluxo de informações exigem atualizações contínuas e a incorporação efetiva de conhecimentos para que os profissionais de saúde otimizem o uso das novas tecnologias. Apesar das muitas vantagens, continuam a existir desafios, particularmente com o software de visualização existente. Este estudo analisa o potencial de um novo software de visualização de CBCT (e-Vol DX) no diagnóstico, planeamento e gestão de casos endodônticos complexos[32] .

A tomografia computorizada proporciona uma visualização multiplanar das estruturas anatómicas digitalizadas e os scanners de CBCT registaram muitos avanços desde a sua incorporação na medicina dentária. As doses de radiação da TCFC são inferiores às da TC médica, mas a qualidade da imagem é superior, diferenciando estruturas específicas como o esmalte, a dentina, a cavidade pulpar e o osso cortical alveolar. A aquisição de imagens com CBCT é altamente sensível à técnica; a cabeça do paciente deve permanecer imóvel para evitar artefactos de movimento que degradam a qualidade da imagem. O braço em C que contém o sensor de imagem e o tubo de raios X roda em torno do doente, adquirindo várias imagens de base bidimensionais a partir de diferentes projecções. Um computador de secretária efectua a reconstrução do volume primário, que deve depois ser corrigido quanto à orientação e optimizado para visualização através do ajuste do brilho e do contraste. Os volumes de TCFC também podem ser reconstruídos noutras vistas tridimensionais, tais como reconstruções panorâmicas e renderização de volumes[33] .

Vários factores podem interferir com a qualidade da imagem final, incluindo o tipo de sensor de área, o espaço de ar, o sistema de estabilização do doente, a estabilidade da coluna do tomógrafo, o tamanho do voxel, o campo de visão (FOV), o tamanho do ponto focal da cabeça do tubo, o ruído de volume, a gama de imagens dinâmicas, os parâmetros de raios X (quilovoltagem e miliamperagem), o software de aquisição nativo e a calibração do tomógrafo. Os factores relacionados com o doente, como a densidade de estruturas craniofaciais complexas, a estabilidade do doente, a posição e a quantidade e densidade de materiais na boca do doente, também desempenham um papel importante. Além disso, a conceção do software, as capacidades de edição de imagens, a gama de imagens dinâmicas, o controlo da nitidez, a redução de artefactos, a funcionalidade de navegação 3D, as funcionalidades de compressão e registo, a replicação de definições de filtros, as ferramentas de pesquisa específicas e a compatibilidade com imagens em formato DICOM são fundamentais. Os sistemas de CBCT podem exportar imagens como ficheiros DICOM, que podem ser integrados e visualizados num único sistema de arquivo digital e convertidos para o formato STL para modelos tridimensionais[31] . Estes modelos são particularmente úteis para abordagens de planeamento complexas. Os avanços em termos de hardware e software reduziram a radiação necessária para a realização de exames de diagnóstico de boa qualidade, com os exames de CBCT a fornecerem uma dose ligeiramente superior à da radiografia periapical, mas muito inferior à dos exames de TC convencionais. A dose exacta de radiação depende de vários factores, incluindo as características do exame e do scanner.

Diferentes fabricantes desenvolveram aparelhos de TCFC, cada um acompanhado de um software específico. A necessidade de imagens de alta qualidade, visualização de estruturas anatômicas complexas, identificação precisa de lesões ocultas e redução de artefatos levou ao desenvolvimento do software e-Vol DX pela CDT Software (Bauru, SP, Brasil). Esse software de TCFC pode importar, trabalhar com arquivos DICOM e padronizar ajustes de imagem para analisar volumes de TCFC de várias fontes. As imagens originais de TCFC necessitam muitas vezes de ajustes para melhorar a qualidade, e o e-Vol DX oferece funcionalidades como o ajuste de brilho e contraste específico para cada tarefa, controlo personalizado da espessura da imagem, filtros de nitidez da imagem, filtros de redução de ruído e reconhecimento automático de dados de diferentes scanners de TCFC. Estas ferramentas, juntamente com os filtros de renderização 3D, reduzem os artefactos que podem prejudicar diagnósticos precisos[30,31] .

O software e-Vol DX preserva a gama dinâmica dos ficheiros DICOM, permitindo ajustes nas áreas mais claras e mais escuras da imagem. A maioria das outras aplicações de software não funciona com toda a gama dinâmica dos ficheiros DICOM, o que resulta na subutilização dos dados adquiridos. Os filtros de ruído exclusivos do software permitem que os endodontistas ajustem a espessura das fatias sem grande perda de qualidade de imagem, preservando exames de imagem de alta qualidade. Também possui ajustes avançados de nitidez, capturando imagens com uma resolução de 192 dpi, com uma opção para 384 dpi, em comparação com os 96 dpi padrão na maioria das aplicações de CBCT. Isto resulta em imagens com 4 a 16 vezes mais pixéis, melhorando a qualidade para estudos detalhados, publicações impressas e ampliações digitais[32] .

Este novo software de CBCT apoia a tomada de decisões, o diagnóstico e o impacto do tratamento em endodontia, produzindo imagens de alta resolução a partir de ficheiros DICOM de várias fontes. Os casos clínicos ilustram as suas potenciais utilizações e contribuições. Por exemplo, no caso clínico 1, as imagens de CBCT dos dentes 11 e 21 apresentavam inicialmente artefactos de contraste branco que dificultavam a identificação de um tratamento de canal falhado. Utilizando os filtros e-Vol DX, o contraste normal da imagem em escala de cinzentos foi preservado, reduzindo as áreas brancas e permitindo uma visualização clara dos materiais de preenchimento e dos pontos de guta-percha. No caso clínico 2, uma fratura vertical da raiz e a rarefação lateral foram inicialmente ocultadas por artefactos de contraste branco no dente #21, mas os filtros e-Vol DX revelaram estes problemas reduzindo as áreas claras e melhorando o contraste da escala de cinzentos. Da mesma forma, o caso clínico 3 mostrou como os filtros e-Vol DX podiam visualizar detalhes anatómicos de um canal lateral no dente #37 em ampliações mais elevadas[30] .

O software e-Vol DX também transforma as imagens de CBCT em modo transparente, como demonstrado no caso clínico 4 com o dente nº 26, permitindo uma visualização clara da câmara coronal, do volume e das estruturas adjacentes. Esta visualização direta do modelo 3D ajuda no planeamento do tratamento, fornecendo informações imediatas e clinicamente aplicáveis. No caso clínico 5, o software melhorou a visualização da obturação do canal radicular e da osteólise periapical no dente #36, destacando estruturas específicas. No caso clínico 6, definiu com precisão a forma e a posição do forame apical do dente #35. O caso clínico 7 ilustrou a visualização clara do canal radicular mesial médio no dente #36 utilizando filtros de reconstrução[32] .

A TCFC foi totalmente incorporada na endodontia, melhorando significativamente os diagnósticos, o planeamento do tratamento e a tomada de decisões clínicas[33] . A aplicação e-Vol DX responde à necessidade não satisfeita de software que preserve toda a gama dinâmica dos ficheiros DICOM, analisando-os a partir de diferentes scanners de TC e produzindo imagens com contraste normal. Os seus filtros reduzem os artefactos e representam com precisão a estrutura real do objeto na imagem. A compreensão dos princípios de captura de imagem em fotografia ajuda na utilização deste software, uma vez que o seu processo de captura de imagem define a qualidade final. Os filtros do pacote e-Vol DX são ajustados aos princípios do formato de imagem RAW, preservando a qualidade da imagem adquirida e potencialmente recuperando áreas subexpostas ou sobreexpostas. Estes filtros evitam a perda de qualidade da imagem e melhoram a saturação e o brilho de áreas específicas, reduzindo os artefactos causados por materiais de alta densidade, como obturações de canais radiculares e pinos intracanais[34] .

O conhecimento técnico da fotografia digital e dos princípios de formação de imagem em TCFC é crucial para as aplicações endodônticas, a fim de reduzir os artefactos e melhorar a qualidade da imagem e a identificação exacta das estruturas. As medições da obturação dos canais radiculares a partir de imagens de TCFC podem diferir das medições dos espécimes radiculares originais, especialmente quando estão presentes selantes[35] . Os postes metálicos e o tamanho do voxel interferem significativamente no diagnóstico de fracturas radiculares verticais. Embora os artefactos metálicos estejam associados a núcleos metálicos, as aplicações de filtros não melhoram o diagnóstico. A TCFC é superior à radiografia periapical no diagnóstico de fracturas radiculares verticais mesiodistais, e os cortes axiais da TCFC têm maior sensibilidade para detetar espaços vazios nas obturações radiculares. No entanto, os espaços vazios podem ser sobrediagnosticados devido aos artefactos das obturações radiculares de guta-percha.

A aplicação de software e-Vol DX representa um avanço importante na tecnologia de TCFC, interpretando ficheiros DICOM de diferentes fabricantes de TC e melhorando a qualidade da imagem com vários filtros. Isto aumenta a previsibilidade de diagnósticos exactos e uma melhor tomada de decisões clínicas. A melhoria da qualidade da imagem apoia a prescrição e interpretação racionais dos exames de TCFC, utilizando plenamente os dados captados pelos equipamentos de TCFC existentes, independentemente do fabricante e da conceção do hardware. Imagens mais nítidas, aplicações de software mais sofisticadas e uma base de dados de imagens organizada irão expandir o conhecimento atual sobre a TCFC e as suas implicações clínicas. Os futuros avanços tecnológicos nos aparelhos de TC podem incluir ferramentas de diagnóstico de maior qualidade, doses de radiação reduzidas e aplicações de software para várias funcionalidades 3D e partilha de informações[36,37] .

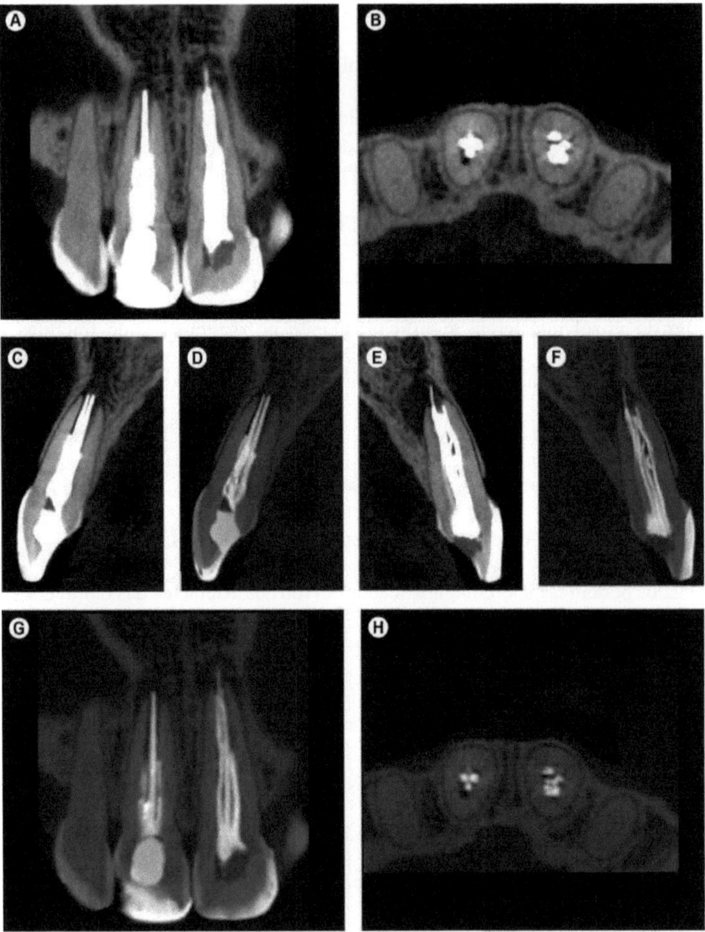

Figura 23. (A-B) O relatório de TCFC produzido pelo e-Vol DX mostra os dentes n.º 11 e 21 com artefactos de contraste brancos, que dificultam a identificação do tratamento de canal falhado; (C-H) nas imagens de TCFC do e-Vol DX, foi utilizado o filtro e o contraste da escala de cinzentos foi preservado, o que reduz as áreas brancas da imagem original.

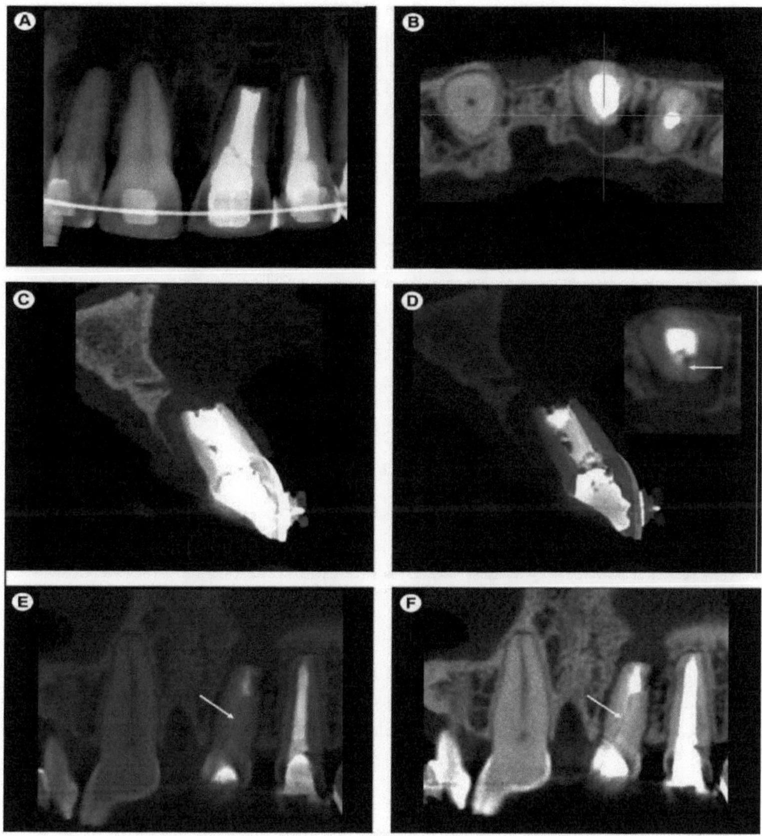

Figura 24. (A-B) Imagens de CBCT e-Vol DX mostrando o dente # 21 com artefacto de contraste branco que impede a visualização de uma fratura radicular vertical e oculta uma rarefação lateral; (C-F) Em imagens de CBCT produzidas com um filtro para contraste normal da escala de cinzentos, as áreas claras são reduzidas e a fratura radicular vertical palatina pode ser identificada mais facilmente.

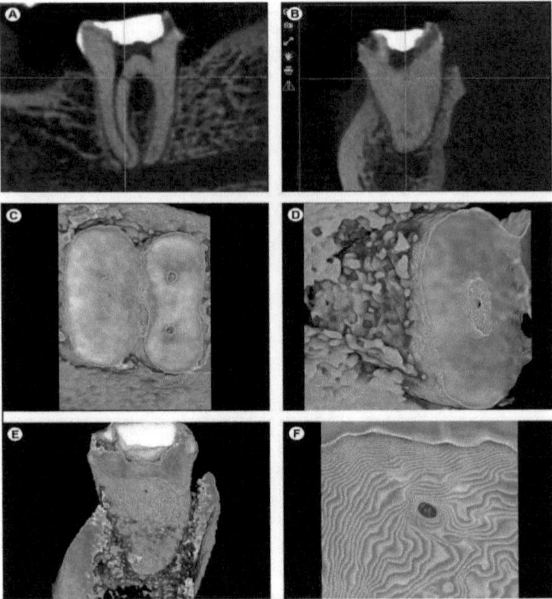

Figura 25. (A-B) As imagens de CBCT e-Vol DX revelam um canal lateral no dente # 37; (C-F) O filtro favorece a visualização de detalhes anatómicos deste canal lateral interno e a sua superfície externa (ligamento periodontal) pode ser vista claramente em ampliações maiores.

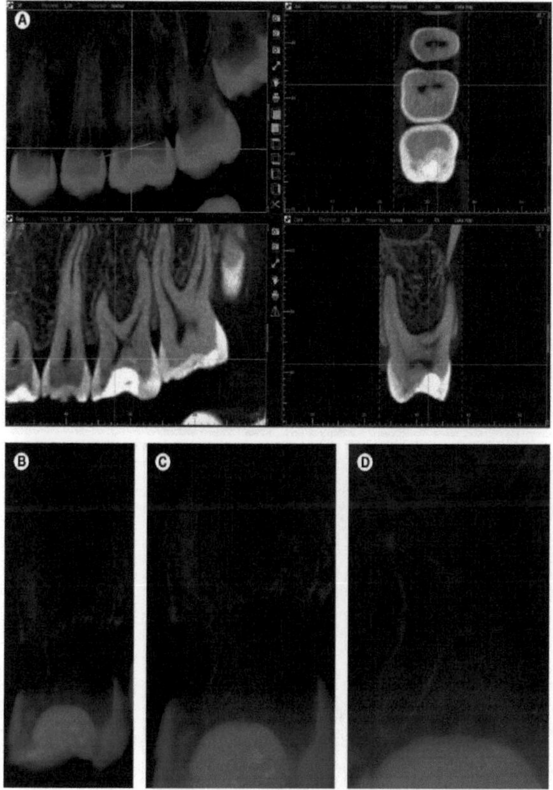

Figura 26. (A) Outro filtro transforma as imagens de CBCT em imagens de modo transparente, como mostrado no dente # 26; (B-D) Detalhes específicos da câmara coronal, bem como o volume e as estruturas adjacentes são claramente visualizados.

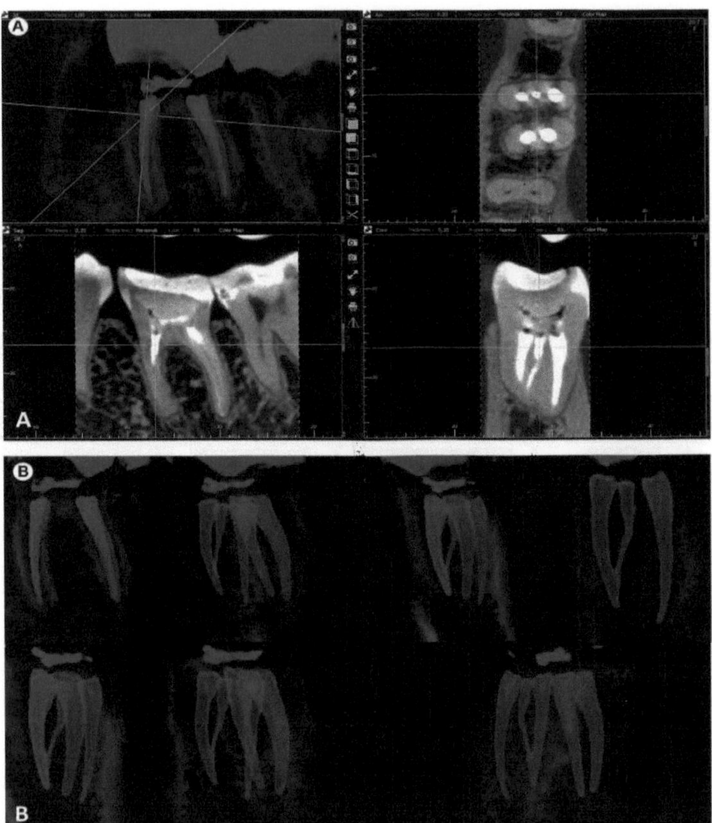

Figura 27. (A-B) As imagens de CBCT do e-Vol DX que mostram o dente #36 com informações pormenorizadas sobre a obturação do canal radicular e podem também fornecer informações sobre a ausência ou presença de osteólise periapical

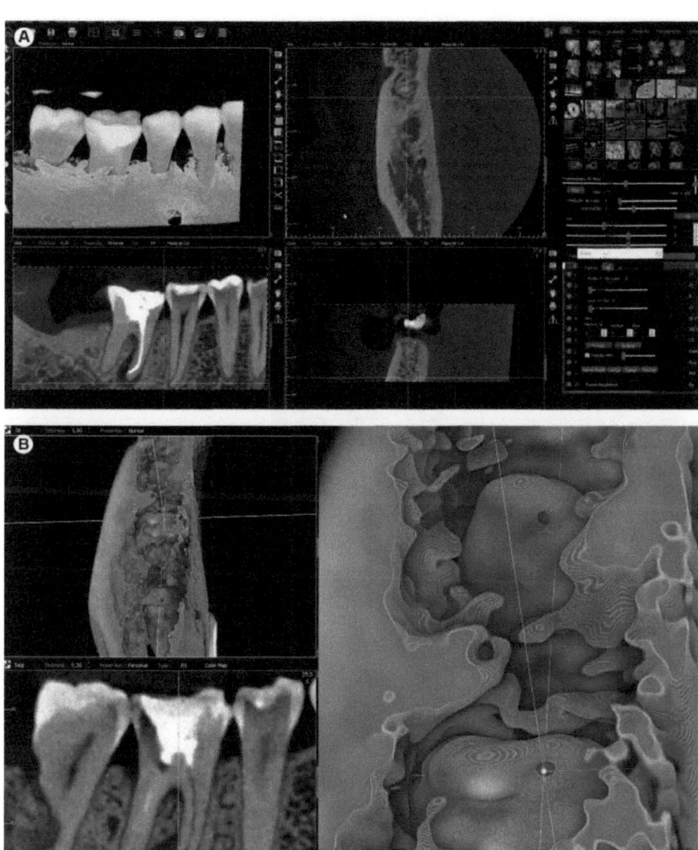

Figura 28. (A-B) As imagens de CBCT do e-Vol DX mostram a forma e a posição do forame apical do dente #35.

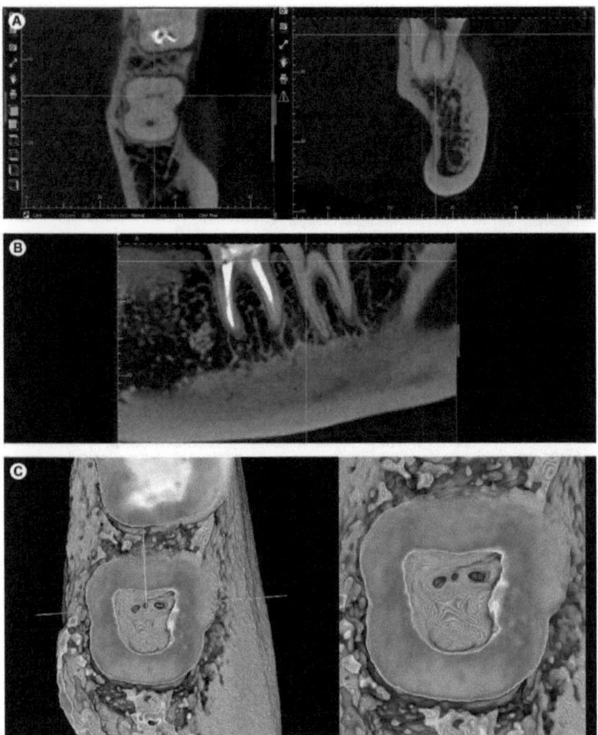

Figura 29. As imagens de CBCT e-Vol DX (A-C) mostram o canal radicular mesial médio do dente # 36 facilmente visualizado com um filtro de reconstrução.

Capítulo 3
Avanços na preparação da cavidade de acesso em endodontia

Identificar e tratar com precisão todos os canais radiculares é fundamental na terapia endodôntica, uma vez que tem um impacto direto no sucesso do tratamento e na sobrevivência do dente. Karabucak et al.[34] realizaram um estudo significativo utilizando a Tomografia Computorizada de Feixe Cónico (CBCT), revelando uma incidência de 23% de canais radiculares não identificados numa população norte-americana. Esta omissão foi associada a um risco 4,38 vezes maior de desenvolver periodontite apical, sublinhando a necessidade crítica de uma exploração minuciosa dos canais para evitar tais complicações (Karabucak et al.)[34] .

A preparação eficaz da cavidade de acesso é fundamental para conseguir um tratamento completo do canal radicular. Facilita a desinfeção completa e a remoção de tecido infetado ou necrótico, e tem como objetivo minimizar a remoção desnecessária de estrutura dentária saudável. Os avanços nas ferramentas de radiodiagnóstico, particularmente a CBCT, revolucionaram o planeamento do tratamento ao fornecer imagens 3D detalhadas da anatomia do canal radicular. Esta capacidade aumenta a precisão com que os clínicos podem abordar a exploração e o tratamento do canal, melhorando assim os resultados e reduzindo os erros de procedimento[38] .

A introdução de técnicas de navegação assistida por computador representa um avanço significativo na prática endodôntica. Estas tecnologias podem ser amplamente classificadas em sistemas de navegação estáticos e dinâmicos. A navegação estática baseia-se na tecnologia CAD/CAM para criar modelos cirúrgicos que orientam a colocação de instrumentos durante a preparação da cavidade de acesso. Em contrapartida, os sistemas de navegação dinâmica utilizam o rastreio ótico em tempo real para monitorizar e ajustar continuamente a posição dos instrumentos com base nos dados pré-operatórios da CBCT. Este mecanismo de feedback dinâmico assegura uma navegação precisa através de sistemas de canais complexos, minimizando os riscos associados às técnicas manuais ou à mão livre (Machado et al.)[39] .

A presente revisão sistemática e meta-análise tem como objetivo avaliar a eficácia comparativa de diferentes técnicas de navegação assistida por computador em endodontia. Esta análise abrangente procura quantificar as vantagens destas tecnologias em termos de precisão, eficiência e resultados clínicos, fornecendo informações valiosas sobre a sua integração e potenciais benefícios na prática de rotina (Autor et al.)[40] .

No contexto da ênfase da medicina dentária moderna em abordagens minimamente invasivas, a preservação da estrutura natural do dente é fundamental. Este princípio torna-se especialmente desafiante em casos que envolvem canais calcificados ou esclerosados, onde o acesso e o tratamento do sistema de canais radiculares sem comprometer a integridade estrutural pode ser difícil. Os sistemas de navegação dinâmica, inicialmente desenvolvidos para a implantologia dentária, oferecem uma solução promissora, fornecendo orientação em tempo real durante a preparação da cavidade de acesso[41] . Ao alinhar com precisão os instrumentos cirúrgicos de acordo com o planeamento pré-operatório, estes sistemas permitem aos clínicos navegar em anatomias complexas do canal radicular com maior segurança e eficiência.

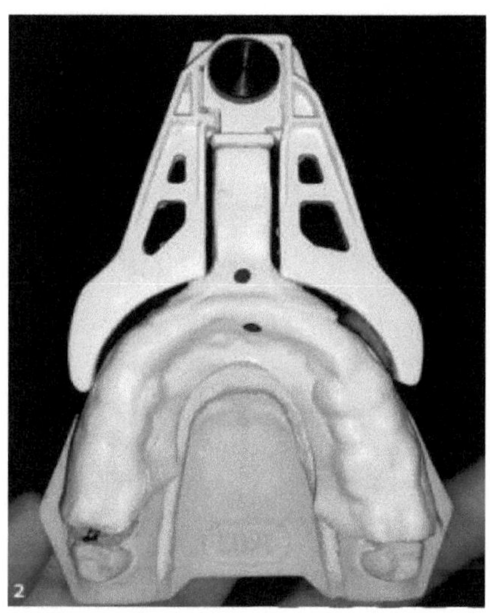

Fig. 30. O stent termoplástico (NaviStent) com a pega anexada e o marcador radiográfico (fiducial) no molde dentário.

Tabela - Número e tipo de dentes utilizados no estudo e resultados correspondentes

Tooth type (FDI)	No. of teeth	Expected no. of canal/s	No. of canal/s located	No. of canal/s not located
11	3	3	3	0
12	1	1	1	0
13	1	1	1	0
14	1	2	2	0
15	3	3	3	0
16	1	3	3	0
17	1	3	1	2
21	3	3	3	0
23	1	1	1	0
24	1	2	2	0
25	2	2	2	0
26	1	3	2	1
27	1	3	1	2
33	1	1	1	0
35	1	1	1	0
36	2	6	6	0
41	1	1	1	0
42	1	1	1	0
44	1	2	2	0
45	1	1	1	0
46	1	3	3	0
Total	29	46	41	5

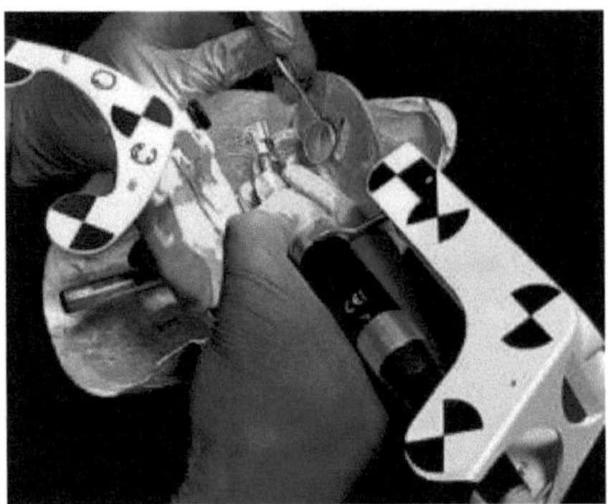

Fig. 31. A etiqueta preta e branca da mandíbula fixada no molde dentário e montada numa cabeça de fantoma, e a etiqueta preta e branca da broca fixada na peça de mão.

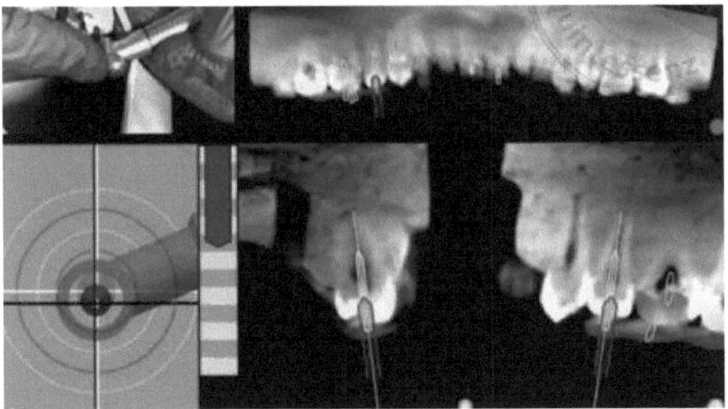

Fig. 32. Uma imagem virtual, um alvo com retícula de mira e um medidor de profundidade de perfuração são apresentados no monitor do computador portátil.

A Figura 1 ilustra a configuração da navegação dinâmica em endodontia, mostrando um stent termoplástico (NaviStent) equipado com um marcador fiducial e uma pega. Esses componentes são essenciais para rastrear e alinhar os instrumentos cirúrgicos durante o procedimento, garantindo uma colocação precisa e minimizando o risco de erros de procedimento (Autor et al., 2021).

A Figura 2 fornece uma representação visual do processo de navegação em direto durante um procedimento real. Mostra a configuração intra-oral com uma etiqueta da mandíbula ligada ao molde dentário e uma etiqueta de perfuração montada na peça de mão. Estas etiquetas permitem o rastreio por triangulação ótica, permitindo uma orientação precisa do processo de perfuração com base nas imagens 3D detalhadas fornecidas pela CBCT (Autor et al., 2020).

A figura 3 demonstra o mecanismo de feedback em tempo real do sistema de navegação. Apresenta uma imagem virtual num monitor de computador portátil, com um alvo com retícula de mira e medidor de profundidade. Este feedback visual ajuda o médico a manter um controlo preciso sobre a profundidade e a direção dos instrumentos ao longo do procedimento, melhorando assim a precisão e a segurança globais do procedimento.

Apesar dos desafios iniciais, como o custo e os requisitos de formação especializada, os sistemas de navegação dinâmica representam um avanço significativo na prática endodôntica moderna. A sua integração com a tecnologia CBCT oferece aos clínicos uma ferramenta poderosa para melhorar os resultados do tratamento, aumentando o conforto do paciente e minimizando o risco de complicações do procedimento. À medida que essas tecnologias continuam a evoluir, elas são promissoras para otimizar ainda mais a precisão e a eficiência dos procedimentos endodônticos, beneficiando, em última análise, tanto os clínicos quanto os pacientes[42] .

Capítulo 4

LOCALIZAÇÃO DE CANAIS CALCIFICADOS ATRAVÉS DE NAVEGAÇÃO

A obliteração do canal pulpar (OPC), frequentemente observada após traumatismo dentário ou vários tratamentos dentários, é caracterizada pelo estreitamento ou encerramento completo dos espaços pulpares nos dentes. Esta condição afecta uma parte significativa dos casos dentários, até 40%, e coloca desafios a uma terapia endodôntica eficaz. A decisão de prosseguir com o tratamento endodôntico em casos de PCO depende em grande parte do facto de o dente afetado apresentar sintomas ou sinais radiográficos consistentes com a periodontite apical, com estimativas que sugerem que o tratamento se justifica em apenas 7% a 27% dos casos. O PCO pode também desenvolver-se devido a outros factores, como a cárie dentária, a perda de superfície dentária, terapias prévias da polpa vital ou tratamentos ortodônticos. Em pacientes mais velhos, o PCO fisiológico pode ocorrer devido à deposição natural de dentina secundária ou terciária ou como consequência do uso prolongado de medicação sistémica com estatinas[43].

Apesar dos avanços na tecnologia de imagiologia, como a tomografia computorizada de alta ampliação e de feixe cónico (CBCT), a obtenção de uma preparação precisa da cavidade de acesso continua a ser um desafio clínico significativo. Este procedimento é crucial, uma vez que permite o acesso ao sistema de canais radiculares para uma limpeza, modelação e desinfeção eficazes, essenciais para o sucesso do tratamento endodôntico. No entanto, a complexidade dos casos de PCO aumenta o risco de erros de procedimento durante a preparação da cavidade de acesso, levando potencialmente a uma perda de integridade estrutural do dente[44] . Esses erros podem comprometer o prognóstico a longo prazo do dente, exigindo abordagens inovadoras para aumentar a precisão e minimizar os danos.

Avanços recentes na prática endodôntica têm explorado a utilização de sistemas de guias de brocas estereolitográficos baseados em tomografia computorizada estática para melhorar a precisão das preparações cavitárias cirúrgicas e não cirúrgicas[45] . Estes sistemas permitem um planeamento detalhado das vias de acesso com base em exames de TCFC, com o objetivo de reduzir os erros de procedimento e conservar a estrutura dentária. No entanto, os guias estáticos têm limitações, incluindo tempos de tratamento prolongados, custos elevados associados à aquisição de TCFC e de exames intra-orais, e a utilização de brocas de maior diâmetro e de baixa velocidade que podem induzir microfissuras dentinárias ou elevar as temperaturas nas estruturas de suporte do dente[46] . Além disso, as guias estáticas são muitas vezes impraticáveis para os dentes posteriores devido ao espaço interoclusal limitado e à exigência de um percurso retilíneo até ao ponto-alvo apical, sem visualização em tempo real ou a capacidade de ajustar as posições da broca durante o procedimento[47,48] .

Em contraste, os sistemas de navegação dinâmicos orientados por tecnologia ótica oferecem capacidades de visualização e ajuste em tempo real durante as sequências de perfuração. Originalmente desenvolvidos para procedimentos de colocação de implantes, estes sistemas foram adaptados à endodontia para obter uma preparação conservadora da cavidade de acesso sem as limitações associadas às técnicas guiadas estáticas[49] . Estudos que envolveram sistemas de navegação dinâmica de nova geração com microbrocas endodônticas de precisão demonstraram uma precisão superior em comparação com os métodos tradicionais à mão livre, particularmente na navegação de canais radiculares calcificados difíceis. Estes sistemas permitem aos clínicos navegar com elevada precisão, minimizando os erros que ocorrem frequentemente com as técnicas manuais, como o aumento da perda de substância ou perfurações inadvertidas[50,51] .

A investigação, incluindo estudos realizados por **Jain et al.**[52] , avaliou a eficácia de brocas de alta velocidade guiadas por navegação dinâmica na preparação de cavidades de acesso conservador em diferentes tipos de dentes, incluindo dentes anteriores, pré-molares e molares com canais radiculares calcificados simulados. Estes estudos realçam as vantagens da utilização de sistemas de navegação dinâmica em ambientes padronizados, tais como os que utilizam dentes impressos em 3D, que eliminam as variações de cor ou marcos anatómicos que podem influenciar a localização tradicional do canal em dentes naturais. Esta abordagem assegura a consistência do procedimento e aumenta a fiabilidade dos resultados do estudo relativamente à precisão das cavidades de acesso navegadas dinamicamente em comparação com as vias virtuais planeadas[53] .

Os sistemas de navegação dinâmica também abordaram os desafios encontrados com guias estáticas em dentes posteriores, onde o espaço interoclusal limitado complica as abordagens guiadas tradicionais. Os estudos têm demonstrado consistentemente uma precisão 2D e 3D comparável com a navegação dinâmica em diferentes profundidades de orifício, sublinhando o seu potencial para aumentar a transparência do procedimento e otimizar os resultados dos pacientes através da verificação em tempo real da precisão posicional. Ao contrário dos sistemas de orientação estática, que requerem tempos de procedimento mais longos quando se utilizam brocas de baixa velocidade, a navegação dinâmica reduz significativamente o tempo de perfuração, mantendo uma elevada precisão, melhorando assim a eficiência global do tratamento.

A evolução de sistemas de navegação estáticos para sistemas de navegação dinâmicos, exemplificada por avanços como o sistema Navident de segunda geração, marca um passo significativo na prática endodôntica. Estes sistemas facilitam a calibração de peças de mão e brocas de alta velocidade, melhorando a eficiência dos procedimentos e os resultados clínicos.

A sua aplicação na endodontia é promissora para simplificar os procedimentos de tratamento e reduzir a incidência de erros iatrogénicos associados aos métodos tradicionais[54] . A investigação futura poderá explorar aplicações mais alargadas de sistemas de navegação dinâmica em retratamentos endodônticos e microcirurgia, estabelecendo potencialmente novos padrões de precisão e previsibilidade na prática clínica.

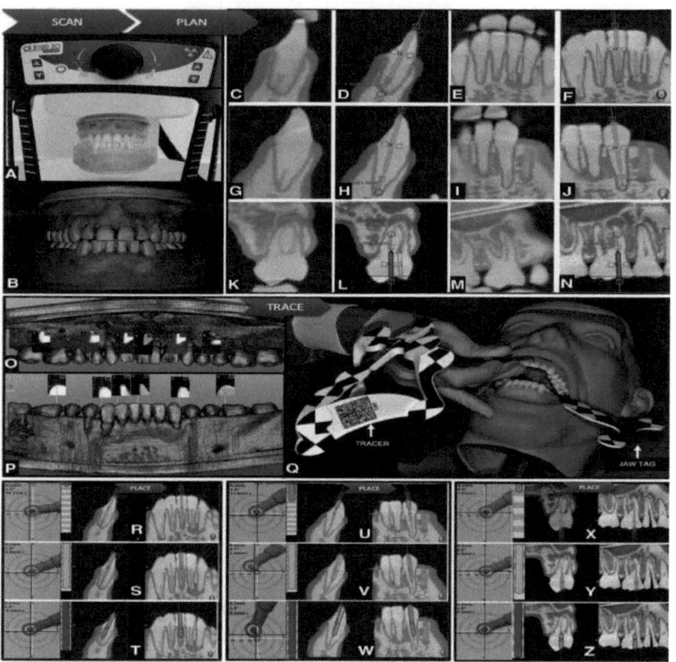

FIGURA 33 - O fluxo de trabalho NAVIDENT. (A e B) Digitalização: é adquirida uma digitalização pré-operatória de CBCT do modelo personalizado TrueJaw. Planeamento: o exame de CBCT é importado para o Navident e as trajectórias de acesso virtual 3D são planeadas. As vistas coronais e sagitais do CBCT do dente 25 (C-F), do dente 22 (G-J) e do segundo canal mesiovestibular do dente 3 (K-N) servem de guia para planear cavidades/trajectos de acesso virtual 3D não cirúrgico com 1,0 mm de diâmetro. Traçado: 6 pontos de referência (pontos de partida para o traçado) seleccionados na imagem renderizada em 3D em cada um dos modelos (O) maxilar e (P) mandibular no ecrã. (Q) Traçado clínico no modelo de maxilar com uma ferramenta de traçagem para registar o exame de CBCT no modelo para as etapas de navegação seguintes. Local (acesso navegado): a orientação da broca e a perfuração guiada por vistas "alvo" no ecrã do computador para (R-T) dente #25, (U-W) dente #22, e (X-Z) o segundo canal mesiovestibular do dente #3. A profundidade das brocas foi monitorizada e indicada pela barra verde do medidor de profundidade; a cor mudou de verde

para amarelo quando estava a 1 mm da profundidade desejada e de amarelo para vermelho quando a profundidade correcta foi atingida.

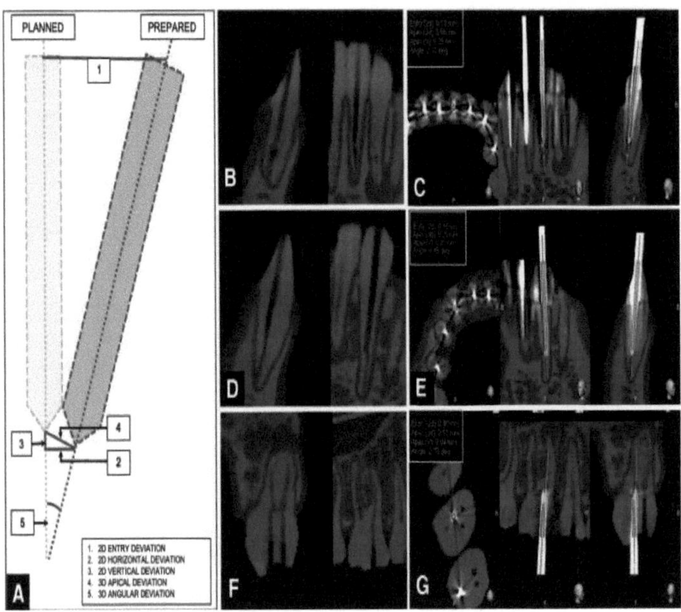

FIGURA 34 - Medições tridimensionais da precisão. (A) Representação das medições de precisão no software EvaluNav através da sobreposição das posições das cavidades de acesso planeadas (amarelo) e preparadas (vermelho). Exames pós-operatórios de CBCT das cavidades preparadas e sobreposições das cavidades de acesso planeadas e preparadas nas vistas axial, coronal e sagital de CBCT no (B e C) dente #25, (D e E) dente #22, e (F e G) canal mesiovestibular do dente #3 no software EvaluNav

Quadro - resultados da análise do modelo de covariância (jain et al.)

	Mean	95% CI	*P* value*
2D deviation - entry			
Jaw			.0054
Mandible	0.85	0.65, 1.05	a
Maxilla	1.23	1.05, 1.4	b
2D vertical - canal orifice			
Tooth type			.0344
Anterior	0.92	0.71, 1.13	a,b
Premolars	0.71	0.48, 0.93	b
Molars	1.06	0.92, 1.21	a
3D deviation - canal orifice			
Jaw			.0523
Mandible	1.17	1.00, 1.33	a
Maxilla	1.39	1.24, 1.53	b
3D angular deviation - canal orifice			
Tooth type			.0288
Anterior	1.53	1.21, 1.85	a,b
Premolars	1.38	1.03, 1.72	b
Molars	1.89	1.66, 2.11	a
Total time			
Canal depth (1-unit increase)	7.59	2.26, 11.91	.0007
Jaw*/tooth type[†]			<.0001
Mandible			
Anterior	51.28	19.94, 82.63	a
Premolars	13.99	-1.97, 29.95	a
Molars	37.35	25.12, 49.59	a
Maxilla			
Anterior	136.69	107.3, 166.08	a
Premolars	48.79	28.61, 68.98	b
Molars	57.78	43.25, 72.31	b

2D, 2-dimensional.

**P value from the analysis of covariance model; levels with the same letter were not statistically significantly different at the Tukey adjusted .05 level.

[†]For interaction term, tooth type was only compared within the jaw.

Em resumo, a evolução contínua dos sistemas de navegação dinâmica em endodontia representa uma mudança transformadora para abordagens de tratamento mais eficientes e centradas no paciente. Ao integrar a visualização em tempo real e as capacidades de perfuração de precisão, estas tecnologias têm o potencial de redefinir os protocolos clínicos, garantindo resultados de tratamento óptimos e melhorando a satisfação do paciente. À medida que a investigação continua a avançar, estes sistemas podem desempenhar um papel cada vez mais importante na melhoria da qualidade global dos cuidados endodônticos em todo o mundo.

Capítulo 5

Remoção do pilar de fibra dos dentes tratados com canal radicular

A remoção de pinos de fibra dos dentes tratados com canal radicular é um procedimento crítico em endodontia, muitas vezes necessário devido a complicações como a periodontite apical pós-tratamento ou a necessidade de retratamento endodôntico[55] . Os pinos de fibra são preferidos na restauração dentária devido às suas propriedades estéticas e características mecânicas que imitam a dentina, proporcionando uma opção favorável para a restauração de dentes, particularmente na zona estética. Os autores Janabi et al. (ano) destacaram estes atributos, enfatizando os desafios colocados pela forte ligação adesiva dos pinos de fibra à dentina e ao núcleo de compósito durante a extração ou remoção.

Tradicionalmente, a técnica de mão livre (FH), amplamente discutida por **Janabi et al.**[55] , tem sido amplamente utilizada para a remoção de pinos de fibra. Este método envolve a utilização de brocas ou pontas ultra-sónicas para triturar o material do pino dentro do espaço do canal radicular. Embora eficaz, a técnica FH requer um manuseamento preciso e uma vasta experiência para evitar erros de procedimento. Janabi et al. sublinharam a principal preocupação com a abordagem FH: o risco de remover quantidades excessivas de dentina sã, o que pode enfraquecer a estrutura do dente e comprometer a sua estabilidade a longo prazo. Para além disso, o procedimento necessita frequentemente da utilização de um microscópio operatório dentário (MO) para uma melhor visualização, o que aumenta a complexidade e o tempo do processo.

Nos últimos anos, a endodontia guiada surgiu como uma abordagem promissora para melhorar a precisão e a eficiência da pós-remoção de fibras. Este conceito utiliza tecnologias de imagem avançadas, como a tomografia computorizada de feixe cónico (CBCT), para planear o procedimento de remoção num ambiente virtual antes da execução[56]. Autores como **Janabi et al.**[55] destacaram técnicas estáticas assistidas por computador, em que são utilizados guias endodônticos impressos em 3D para direcionar o percurso da broca durante a pós-remoção. Estas guias garantem que a trajetória de perfuração segue o caminho pré-planeado com precisão, reduzindo assim o risco de danos iatrogénicos nas estruturas dentárias adjacentes e melhorando a previsibilidade geral do procedimento.

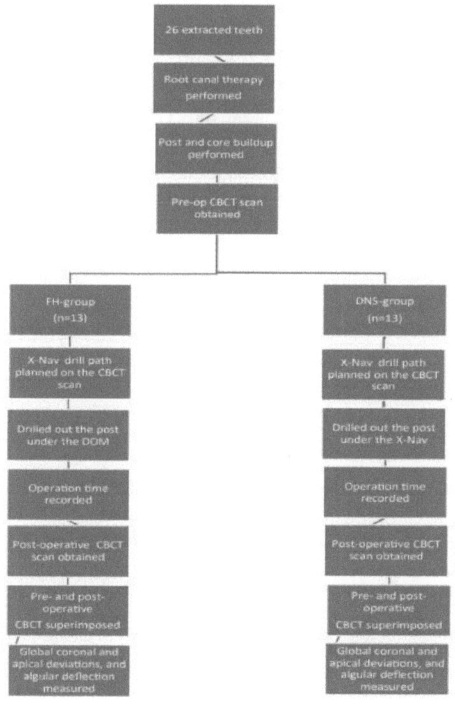

FIGURA 35 - Um fluxograma que ilustra o fluxo de trabalho para a metodologia experimental

Um avanço notável na endodontia guiada, discutido por **Janabi et al.**[55], é o sistema de navegação dinâmica (DNS), que representa uma mudança de paradigma na forma como os procedimentos pós-remoção são realizados. Originalmente pioneiro na implantologia, o DNS emprega tecnologia de seguimento de movimentos 3D em tempo real para monitorizar e orientar os movimentos da broca do operador no espaço do canal radicular. Esta tecnologia utiliza câmaras de seguimento aéreas para seguir continuamente a posição do maxilar do paciente e o movimento da broca, fornecendo feedback imediato e permitindo ajustes à trajetória da perfuração durante o procedimento. Ao contrário das guias estáticas, o DNS oferece flexibilidade intra-operatória, permitindo que os clínicos se adaptem a variações anatómicas ou a desafios inesperados encontrados durante o processo pós-remoção[57] .

Janabi et al[55] . e outros pesquisadores realizaram estudos comparando o DNS com as técnicas tradicionais de HF, destacando várias vantagens da abordagem de navegação dinâmica. A investigação indica que a DNS reduz significativamente os desvios globais coronais e apicais da trajetória planeada, minimizando a deflexão angular e assegurando uma remoção mais precisa do pilar de fibra. Esta precisão melhorada traduz-se na preservação da estrutura dentária saudável, uma vez que o DNS facilita a remoção direccionada do material do pilar sem danos desnecessários na dentina circundante. Além disso, o DNS demonstrou tempos de operação mais curtos em comparação com as técnicas de FH, contribuindo para uma maior eficiência do procedimento e reduzindo potencialmente o desconforto do paciente associado a sessões de tratamento prolongadas.

Apesar das suas vantagens, Janabi et al. discutem os desafios associados à adoção do DNS na prática clínica. Uma implementação bem sucedida depende fortemente da qualidade das imagens pré-operatórias de CBCT, uma vez que quaisquer artefactos ou imprecisões no exame podem comprometer a precisão do procedimento guiado. Além disso, o DNS exige que os médicos recebam formação especializada para utilizarem a tecnologia com proficiência e interpretarem o feedback em tempo real do sistema de navegação. A competência e a experiência do operador desempenham um papel crucial na otimização dos resultados e na minimização do risco de complicações do procedimento, sublinhando a importância da formação contínua e da manutenção da proficiência para os médicos dentistas[57] .

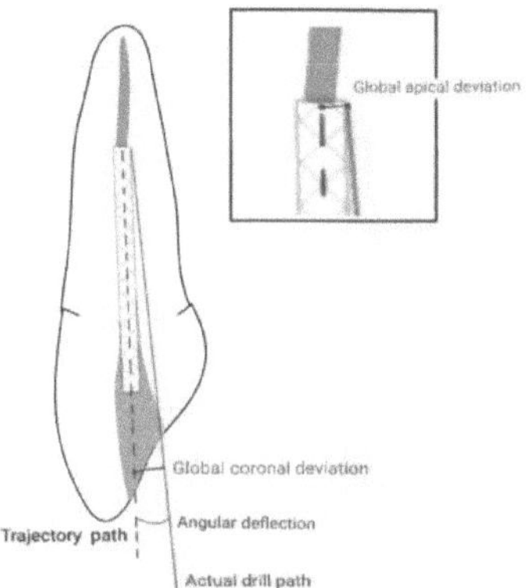

FIGURA 36 - Uma vista esquemática do desvio coronal global (mm), do desvio apical global (mm) e da deflexão angular (graus) entre a trajetória planeada e a trajetória real da broca. A deflexão angular é o maior ângulo entre os eixos centrais da trajetória planeada e a broca real. O desvio coronal global é a diferença global na posição coronal entre o percurso da trajetória e o percurso real da broca. O desvio apical global é a diferença global na posição apical entre a trajetória planeada e a trajetória real da broca.

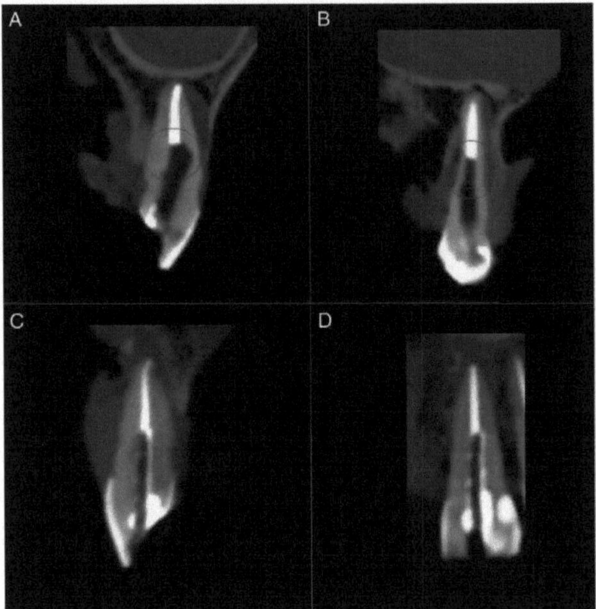

FIGURA 37 - Trajetória de perfuração obtida na TCFC pós-operatória no grupo FH nos planos (A) sagital e (B) coronal e no grupo DNS nos planos (C) sagital e coronal (D).

Em conclusão, como resumido por Janabi et al., o sistema de navegação dinâmica representa um avanço significativo nos cuidados endodônticos, oferecendo aos clínicos uma ferramenta sofisticada para melhorar a precisão, a eficiência e a segurança dos procedimentos de remoção de pinos de fibra. Ao integrar a tecnologia de rastreio de movimentos 3D em tempo real, o DNS não só melhora os resultados do tratamento, como também apoia uma abordagem centrada no paciente, minimizando os riscos do procedimento e optimizando a previsibilidade clínica. Os futuros esforços de investigação devem centrar-se na expansão das aplicações do DNS em casos endodônticos complexos e no aperfeiçoamento das suas capacidades tecnológicas para satisfazer as necessidades em evolução da prática dentária moderna.

Capítulo 6

MICROCIRURGIA ENDODÔNTICA COM NAVEGAÇÃO DINÂMICA

Os sistemas de navegação dinâmica foram introduzidos na implantologia dentária para aumentar a precisão da colocação de implantes. Estes sistemas integram instrumentos cirúrgicos e imagens radiográficas utilizando um dispositivo ótico controlado por uma interface informática[58] . Uma interface clínica em tempo real orienta os profissionais para perfurarem com precisão, de acordo com os resultados do planeamento pré-operatório. O Navident, desenvolvido pela ClaroNav em Toronto, Canadá, é um sistema de fácil utilização, preciso e portátil. Permite aos cirurgiões dentários planear as posições dos implantes em modelos virtuais e executar colocações com controlo 3D em tempo real, reduzindo o risco de danos inadvertidos nas estruturas próximas e permitindo procedimentos minimamente invasivos (Figs. suplementares S1-S6)[59] .

A investigação indica que o Navident melhora a precisão da colocação de implantes em comparação com os métodos tradicionais à mão livre, beneficiando tanto os clínicos novatos como os experientes. Embora os estudos iniciais se tenham centrado nos implantes, o potencial do sistema estende-se aos procedimentos endodônticos, tais como a localização de canais calcificados e a realização de cavidades de acesso minimamente invasivas, tanto em endodontia ortógrada como cirúrgica[60] .

Aplicação do sistema de navegação dinâmica Navident em endodontia cirúrgica[61,62]

Um paciente do sexo masculino, de 34 anos de idade, apresentou-se no departamento de endodontia da Universidade Sapienza de Roma com dor ao mastigar associada ao seu incisivo lateral superior direito. O dente tinha sido submetido a tratamento endodôntico anterior há três anos, como revelado por uma tomografia computorizada de feixe cónico (CBCT) que mostrava uma lesão periapical (Fig. 38 A, B). Devido a preocupações com a restauração coronal existente, o paciente recusou o retratamento não cirúrgico e optou por tratamento endodôntico cirúrgico após consentimento informado. O procedimento deveria ser efectuado sob a supervisão de um endodontista experiente, utilizando o sistema de navegação dinâmica Navident (Fig. 39).

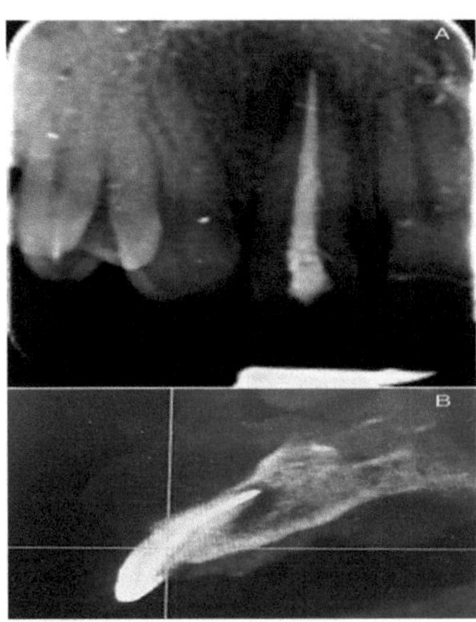

Fig. 38 vista sagital

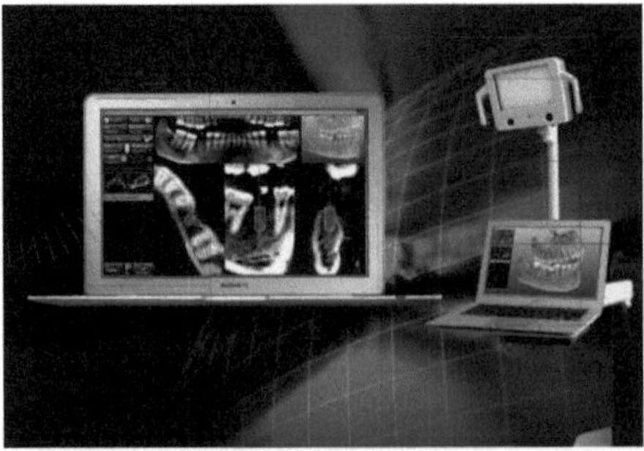

Fig. 39. O sistema de navegação Navident

Visão geral do procedimento Navident:

1. **Planeamento**: O plano de tratamento foi concebido utilizando imagens de CBCT para orientar com precisão o acesso à cavidade óssea em três dimensões (Fig. 3A).
2. **Traçado**: O exame de TCFC foi alinhado com a anatomia do doente, seleccionando e traçando seis pontos de referência na boca, assegurando um registo e alinhamento precisos (Fig. 3B, C). Este passo, que está agora disponível comercialmente, incluiu um processo de verificação em pontos de referência críticos (Fig. 3D).
3. **Execução**: Após a calibração dos instrumentos, o procedimento foi iniciado com a monitorização em tempo real da posição e orientação da broca em relação à trajetória planeada (Fig. 3E, F). O sistema acomodou brocas de alta velocidade e outros instrumentos endodônticos necessários.

Procedimento cirúrgico:

Sob anestesia local, foi levantado um retalho mucoperiosteal para aceder ao local da cirurgia. Utilizando uma abordagem guiada por Navident, foi efectuada uma osteotomia minimamente invasiva (Ø w3 mm) com precisão, utilizando uma broca cirúrgica redonda montada numa peça de mão de alta velocidade (Fig. 40 A). A broca foi direccionada para o ápice da raiz, guiada visualmente com vistas simultâneas de CBCT para garantir uma osteotomia precisa. Ao atingir a ponta da raiz, foi efectuada uma ressecção da extremidade da raiz de 3 mm com um ângulo de bisel de 10° (Fig. 40 B, C).

Cuidados pós-operatórios e acompanhamento:

A hemostasia foi obtida com sulfato férrico e o local da cirurgia foi cuidadosamente irrigado com solução salina. O retalho mucoperiosteal foi suturado com suturas reabsorvíveis (Fig. 41). As radiografias pós-operatórias imediatas mostraram resultados favoráveis, e o paciente relatou desconforto mínimo. Os exames de seguimento efectuados ao fim de 1, 3 e 6 meses revelaram uma cicatrização radiográfica quase completa e ausência de sintomas clínicos (Fig. 41).

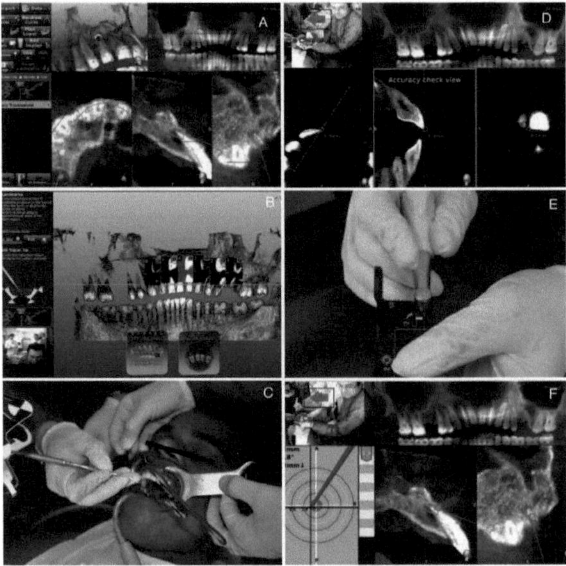

FIGURA 40 - (A) Planeamento do tratamento utilizando o exame de TCFC anterior do doente. (B) Traçado: a fase de calibração do sistema é realizada através da seleção de 6 pontos diferentes nas reconstruções do software. (C) É montado um suporte fixo na boca do doente, que pode ser reconhecido pelas câmaras da Navident, após o que os 6 pontos pré-seleccionados são traçados utilizando uma ferramenta que apresenta um suporte que pode ser reconhecido pela Navident para criar uma correspondência entre o exame de CBCT e o maxilar do doente. (D) O traçado é completado por uma vista de verificação da precisão. (E) Antes da utilização, a peça de mão e as brocas têm de ser calibradas. (F) Perfuração sob orientação dinâmica: a direção e a angulação da broca durante o procedimento cirúrgico podem ser verificadas em 3 vistas CBCT diferentes.

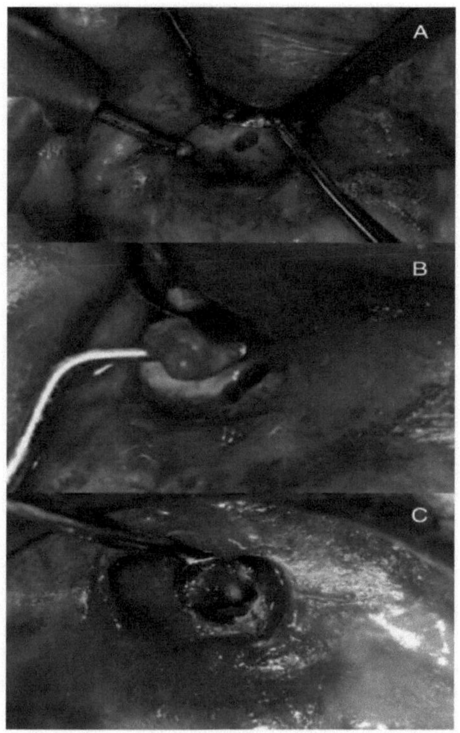

FIGURA 40 - (A) O acesso cirúrgico minimamente invasivo de Øw3 mm foi possível através da utilização do sistema de cirurgia de navegação dinâmica, utilizando uma broca cirúrgica redonda montada numa peça de mão de alta velocidade, sob irrigação com spray de NaCl a 0,9% e verificada visualmente no ecrã Navident. (B) A remoção da lesão foi efectuada muito facilmente devido à precisão da cavidade de acesso. (C) O espaço retrógrado foi criado utilizando uma ponta ultra-sónica com 3 mm de comprimento; a cavidade de acesso mínima e o tampão retrógrado podem ser apreciados.

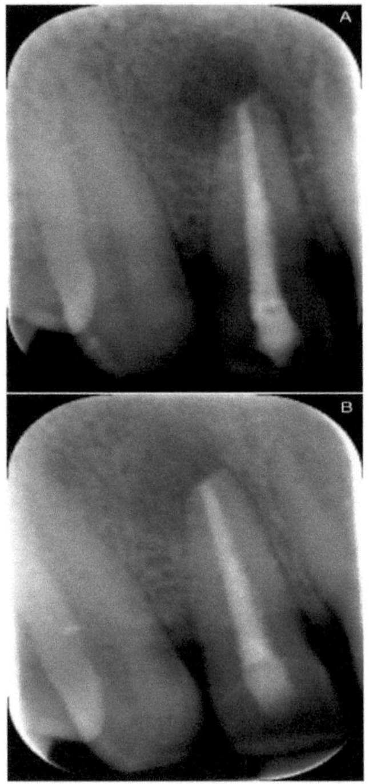

FIGURA 41 - Prescrição pós-operatória: uma radiografia periapical bidimensional mostrando o tratamento (A) imediatamente após a cirurgia e (B) após 6 meses mostrando um processo de cicatrização completo.

Discussão:

A utilização da Navident neste caso exemplifica a sua utilidade no aumento da precisão e na minimização da invasividade na endodontia cirúrgica. Ao facilitar a osteotomia exacta e a ressecção da extremidade da raiz, a Navident permitiu a localização precisa do ápice da raiz e reduziu o risco de erros iatrogénicos. A monitorização em tempo real e as capacidades de ajuste do sistema contribuíram para otimizar os resultados do tratamento, realçando o seu potencial no avanço das técnicas cirúrgicas na endodontia[63] .

Conclusão:

Os sistemas de navegação dinâmicos, como o Navident, representam um avanço significativo na cirurgia endodôntica, oferecendo um maior controlo do procedimento, maior precisão e minimizando o desconforto do paciente. A aplicação bem sucedida da Navident neste caso sublinha o seu papel na promoção de intervenções cirúrgicas precisas e minimamente invasivas, contribuindo, em última análise, para resultados clínicos favoráveis e para a satisfação do paciente.

Capítulo 7

RESSECÇÃO DA EXTREMIDADE DA RAIZ

A periodontite apical persistente continua a ser uma condição desafiante na endodontia, mas os avanços nas técnicas cirúrgicas nas últimas três décadas melhoraram significativamente os resultados do tratamento[64] . As principais inovações tecnológicas, como o microscópio cirúrgico, as imagens de tomografia computorizada de feixe cónico (CBCT), as pontas ultra-sónicas e os materiais de obturação biocompatíveis para as extremidades radiculares, revolucionaram o campo **(Kim & Kratchman, 2006)**[65] . Estas ferramentas permitem aos clínicos gerir eficazmente a periodontite apical persistente em dentes que foram submetidos a tratamentos de canal anteriores. O protocolo cirúrgico inclui normalmente várias etapas complexas: reflexão do retalho, osteotomia, ressecção da extremidade da raiz (apicoectomia), preparação da extremidade da raiz e obturação. Entre estas, a osteotomia e a ressecção da extremidade da raiz representam desafios particulares devido à natureza precisa da localização e do acesso ao **ápice** da raiz **(Kim & Kratchman, 2006)**[65] **.**

A localização exacta do ápice da raiz e a orientação precisa da trajetória de perfuração são fundamentais para o sucesso dos resultados. As radiografias 2D tradicionais muitas vezes não visualizam adequadamente a complexa anatomia envolvida. Em contraste, as imagens de CBCT fornecem uma visualização detalhada e tridimensional do ápice da raiz e das estruturas anatómicas adjacentes. Esta ferramenta de planeamento pré-operatório aumenta significativamente a segurança e a precisão dos procedimentos.[66] No entanto, apesar destes avanços, o sucesso das intervenções cirúrgicas depende em grande medida da capacidade do médico para interpretar as imagens de CBCT e navegar eficazmente no local da cirurgia.

Os casos complexos, em que os ápices radiculares estão distantes do osso cortical vestibular ou perto de estruturas anatómicas vitais como o forame mental, o canal mandibular ou o seio maxilar, apresentam desafios significativos. Nestes cenários, os clínicos enfrentam frequentemente o dilema de realizar intervenções cirúrgicas arriscadas ou optar pela extração, potencialmente seguida pela colocação de implantes ou reimplantação intencional.

Para fazer face a estes desafios, surgiu o conceito de "cirurgia guiada", que utiliza tecnologias de conceção e fabrico assistidas por computador (CAD/CAM). A cirurgia guiada envolve a utilização de modelos impressos personalizados com mangas integradas que orientam com precisão as brocas cirúrgicas para o ápice da raiz para uma osteotomia precisa e ressecção da extremidade da raiz (Strbac et al., 2017; Giacomino et al., 2018)[67,68] . Esta abordagem promete maior precisão, mas tem o seu próprio conjunto de limitações, incluindo a necessidade de aquisição de digitalização intraoral, desafios no fabrico de modelos e aplicabilidade restrita em regiões posteriores com espaço inter-oclusal limitado. Além disso, as posições fixas da broca durante o procedimento e o risco de sobreaquecimento do osso devido a uma irrigação inadequada são preocupações significativas (Moreno Rabie et al., 2020)[69] .

Nos últimos anos, os sistemas de navegação dinâmica (DNS), inicialmente desenvolvidos para a implantologia dentária, mostraram-se promissores no aumento da precisão e da eficiência das cirurgias endodônticas. Os DNS utilizam tecnologia de seguimento de movimentos em tempo real para monitorizar as posições do paciente e da peça de mão dentária em simultâneo. Isto permite uma navegação precisa com base em dados pré-operatórios de CBCT, melhorando potencialmente a localização das extremidades das raízes durante os procedimentos microcirúrgicos (Dianat et al., 2020, 2021; Jain et al., 2020a,b)[70] .

Apesar das vantagens teóricas do DNS, a sua aplicação prática em cirurgias endodônticas clínicas permanece pouco explorada. Para avaliar a sua eficácia, foi realizado um estudo utilizando um modelo de cadáver humano para comparar a precisão e a eficiência do DNS com as técnicas convencionais de ressecção de extremidades radiculares guiadas por CBCT. O estudo pressupôs que o DNS permitiria aos operadores efetuar ressecções mais precisas e eficientes da extremidade radicular em comparação com os métodos tradicionais.

A configuração experimental envolveu a colocação de clipes em X com fiduciais radiopacos em áreas molares e a obtenção de exames de TCFC de arcada única com tamanho de voxel de alta resolução. Os dados da CBCT foram importados para o software de planeamento DNS para virtualizar os pontos de entrada, ângulos e profundidades da perfuração, tendo em conta pontos de referência anatómicos críticos, como o pavimento nasal, o seio maxilar e o forame mental, para evitar danos inadvertidos[71] .

Um operador treinado efectuou os procedimentos nos grupos DNS e CBCT guiados à mão livre. No grupo DNS, a osteotomia e a ressecção da extremidade da raiz foram realizadas sob navegação guiada, utilizando brocas de precisão calibradas, seguindo trajectórias pré-planeadas. Foram então efectuadas tomografias CBCT pós-operatórias para avaliar a precisão, sobrepondo imagens pré-operatórias e pós-operatórias e medindo os desvios nas posições da plataforma e do ápice, bem como a deflexão angular, utilizando software especializado (X-Nav Technologies).

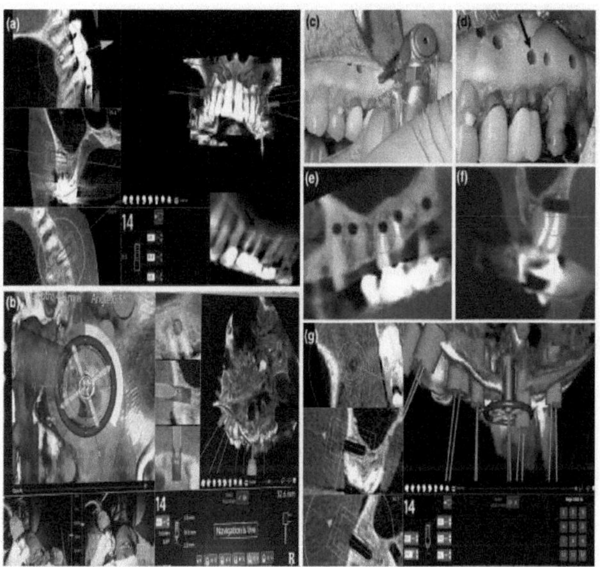

Figura 42 Um exemplo de dente do grupo DNS. (a) Foi tirado um volume pré-operatório de CBCT do maxilar. Os ficheiros DICOM foram importados para o software DNS para planeamento. O planeamento virtual foi realizado e guardado para cada raiz separadamente. Esta figura apresenta o planeamento para a raiz MB do dente #14. (b-d) Osteotomias e ressecções da extremidade da raiz foram realizadas sob navegação dinâmica sem visão direta do campo para a raiz MB do dente #14. (e, f) Foi efectuada uma TCFC pós-operatória do maxilar. Cortes sagital e coronal da raiz MB #14. (g) As imagens CBCT pós-operatórias das osteotomias foram sobrepostas às imagens pré-operatórias utilizando o software de sobreposição X-Nav para calcular a precisão

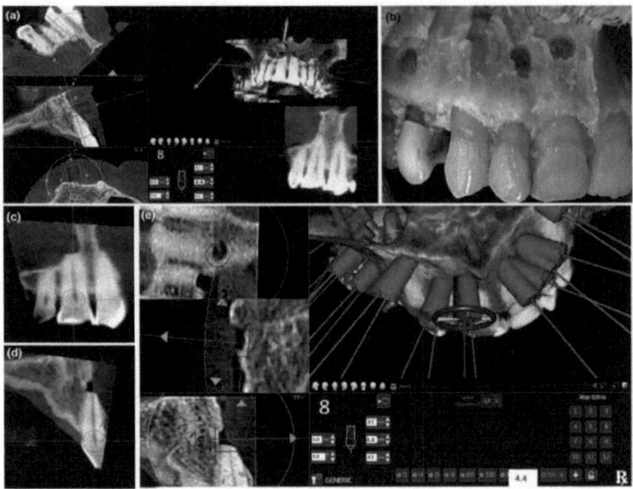

Figura 43 Uma amostra do grupo FH, dente #8. (a) Foi tirado um volume pré-operatório de CBCT do maxilar. Os ficheiros DICOM foram importados para o software DNS para planeamento. O planeamento virtual foi realizado e guardado. (b) A osteotomia e a ressecção da extremidade da raiz foram realizadas sob ampliação do microscópio com visão direta do campo. (c, d) Foi tirada uma imagem CBCT pós-operatória da mandíbula. Cortes coronais e sagitais relacionados com a ressecção da extremidade da raiz do dente #8. (e) Imagens de TCFC pós-operatórias sobrepostas às imagens pré-operatórias utilizando o software de sobreposição X-Nav para calcular a precisão. Os procedimentos neste grupo foram menos precisos e demoraram mais tempo do que no grupo DNS.

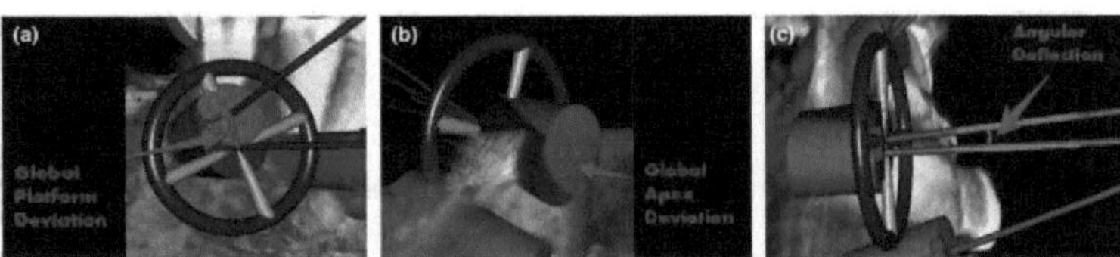

Figura 44 Sobreposição do plano pré-operatório e das imagens pós-operatórias para calcular o seguinte: (a) Desvio da plataforma (ou seja, desvio ao nível do osso cortical no início do percurso): a distância entre o ponto de entrada planeado e o real em mm; (b) Desvio do ápice (ou seja, desvio no final do percurso): a distância entre os pontos finais planeado e real em mm. (c) Desvio angular: o ângulo mais elevado medido entre os percursos planeado e preparado. Note-se que todos os valores (distância ou ângulo) são medidos nas três dimensões X, Y e Z.

Os resultados indicaram que o DNS melhorou significativamente a precisão e a eficiência da osteotomia e da ressecção da extremidade radicular em comparação com as técnicas convencionais de mão livre guiadas por CBCT. Ao contrário dos métodos tradicionais, que apresentavam uma precisão reduzida com o aumento da distância da placa cortical vestibular, o DNS manteve um desempenho consistente em todas as profundidades. Este facto sublinha o potencial do DNS para ultrapassar os desafios associados ao acesso a ápices radiculares de difícil acesso, tais como os dos molares mandibulares e dos dentes maxilares posteriores[72] .

Em conclusão, o DNS representa um avanço tecnológico promissor na microcirurgia endodôntica, oferecendo maior segurança e fiabilidade. Estudos clínicos futuros devem investigar mais aprofundadamente a sua eficácia em contextos reais e otimizar a sua aplicação para melhorar os resultados clínicos em casos difíceis. A integração de tecnologias avançadas como o DNS tem o potencial de remodelar o panorama da endodontia cirúrgica, fornecendo aos clínicos ferramentas valiosas para alcançar resultados previsíveis e bem-sucedidos em casos complexos de periodontite apical persistente.

Capítulo 8

IMPRESSÃO 3D EM ENDODONTIA

As aplicações de conceção e fabrico assistidos por computador (CAD/CAM) surgiram pela primeira vez nas décadas de 1960 e 1970, adoptadas principalmente por grandes empresas aeroespaciais e automóveis (Cohn, 2009)[73] . Estas tecnologias marcaram uma mudança significativa no sentido da precisão e da eficiência dos processos de fabrico. A indústria automóvel, impulsionada por iniciativas de redução de custos, desempenhou um papel fundamental no avanço do fabrico aditivo (FA). Ao contrário do fabrico subtrativo (SM), em que o material é cortado de um bloco, o AM constrói objectos camada a camada através da deposição incremental de material (van Noort, 2012; Abduo et al., 2014)[74,75] .

Nos domínios médico e dentário, a AM é frequentemente referida como impressão 3D. Esta tecnologia permite desenhos complexos, reduz o desperdício e oferece uma gama mais alargada de opções de materiais em comparação com os métodos tradicionais de SM (van Noort, 2012; Abduo et al., 2014; Torabi et al., 2015; Kim et al., 2016)[74,75,65] .

Duret e Preston (1991) introduziram a primeira aplicação dentária de CAD/CAM, sendo pioneiros na utilização da fresagem SM controlada numericamente para o fabrico de restaurações fixas (Duret & Preston, 1991; Miyazaki et al., 2009). Embora a SM modernizada continue a ser preferida para restaurações fixas CAD/CAM, a sua utilização em aplicações dentárias mais alargadas é limitada devido a restrições de material e requisitos de orientação (van Noort, 2012; Abduo et al., 2014; Torabi et al., 2015).

O fluxo de trabalho CAD/CAM envolve normalmente três etapas principais: aquisição de dados digitais utilizando scanners intra-orais ou tomografia computorizada de feixe cónico

(CBCT), processamento de dados e desenho utilizando software especializado e fabrico através de técnicas de fresagem ou impressão (van Noort, 2012; Kim et al., 2016)[65] .

Em aplicações dentárias, as tecnologias de impressão 3D, tais como o aparelho de estereolitografia (SLA), a modelação por deposição fundida (FDM), a impressão MultiJet (MJP), a impressão PolyJet, a impressão ColorJet (CJP), o processamento digital de luz (DLP) e a sinterização selectiva por laser (SLS) são normalmente utilizadas (Torabi et al., 2015; Kim et al., 2016)[65] .

Por exemplo, os sistemas de SLA utilizam um laser UV para curar sequencialmente camadas de resina fotossensível, construindo objectos de baixo para cima (van Noort, 2012; Kim et al., 2016). Esta tecnologia, desenvolvida pela 3D Systems, também introduziu o formato de ficheiro STL amplamente utilizado em aplicações CAD/CAM (van Noort, 2012; Torabi et al., 2015)[74] .

A impressão FDM deposita camadas de material fundido através de um bocal, solidificando quase instantaneamente (van Noort, 2012; Torabi et al., 2015; Kim et al., 2016). É conhecida pela sua relação custo-eficácia, mas pode não ter a precisão de outros métodos de impressão 3D[74] .

A impressão MJP e PolyJet envolve o jato de materiais fotopoliméricos em camadas finas, curando cada camada após a deposição (van Noort, 2012; Kim et al., 2016). Estes métodos diferem nas suas estruturas de suporte e necessidades de pós-processamento[65,74] .

O CJP utiliza um aglutinante seletivamente disperso em camadas de pó, em que a plataforma de construção desce a cada nova camada (Kim et al., 2016)[65] . Esta tecnologia tem encontrado uma aplicação significativa em ambientes dentários.

As impressoras DLP utilizam um projetor para curar a resina em camadas, com a plataforma a subir gradualmente à medida que a impressão avança (van Noort, 2012; Kim et al., 2016). Oferecem alta resolução e velocidade, adequadas para aplicações dentárias pormenorizadas.

A SLS e a SLM utilizam lasers para sinterizar ou fundir camadas de material em pó, permitindo o fabrico de objectos metálicos através de processos como a sinterização direta de metal a laser (DMLS) (van Noort, 2012; Torabi et al., 2015; Kim et al., 2016).

A introdução da CBCT revolucionou a imagiologia dentária ao oferecer voxels cúbicos para uma maior resolução e medições precisas em vários planos, minimizando a exposição à radiação e o tempo de exame (Scarfe et al., 2006; Cotton et al., 2007). Atualmente, esta tecnologia é amplamente adoptada em todas as especialidades dentárias (Arnheiter et al., 2006; Setzer et al., 2017)[77] .

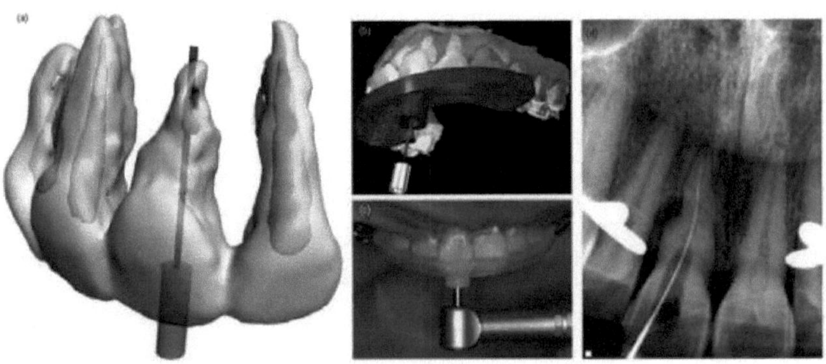

Figura 45- van der Meer et al. Acesso endodôntico guiado: (a) Planeamento de um guia direcional. É utilizado um cilindro para representar a direção da broca necessária para localizar o sistema de canais radiculares. Outros cilindros são alinhados automaticamente com o cilindro direcional. Estes cilindros são utilizados para o desenho da guia direcional. (b) O desenho final da guia direcional. Após a prototipagem rápida da guia, é colocado um tubo metálico no orifício correspondente. O tubo metálico tem um diâmetro interior ligeiramente maior do que a broca utilizada durante a localização do sistema de canais radiculares. (c) A guia direcional no lugar, enquanto é utilizada uma broca para aceder ao sistema de canais. Como se pode observar, a direção da broca não é exatamente paralela ao longo eixo do dente durante a preparação. Isto coincide com o planeamento 3D. (d) Radiografia do comprimento de trabalho depois de o sistema de canais radiculares ter sido localizado com a ajuda de uma guia direcional.

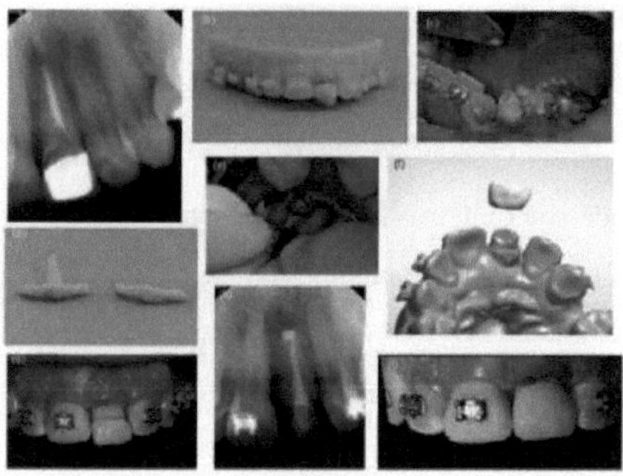

Figura 46 - Autotransplante CARP: 19 anos após trauma e TCR o dente #9 foi considerado não restaurável devido a reabsorção cervical. (a) Apresentação pré-operatória. (b) Modelo impresso em 3D utilizado para avaliar os requisitos de orientação e dimensão para o transplante do #21 para o #9. (c) O #21 foi preparado para coroa e digitalizado para restauração provisória CAD/CAM imediata antes da extração. (d) Protótipo impresso em 3D da raiz do #21 e guia cirúrgico utilizado durante a preparação do alvéolo do #9. (e) Substituição do #9 não restaurável pelo #21 tratado com canal radicular, que também recebeu ressecção extra-oral da extremidade da raiz e preenchimento. (f) Planeamento virtual do provisório imediato. (g) Provisório imediato colocado após autotransplante. (h) Dente #21 no local recetor. (i) Restauração provisória #9.

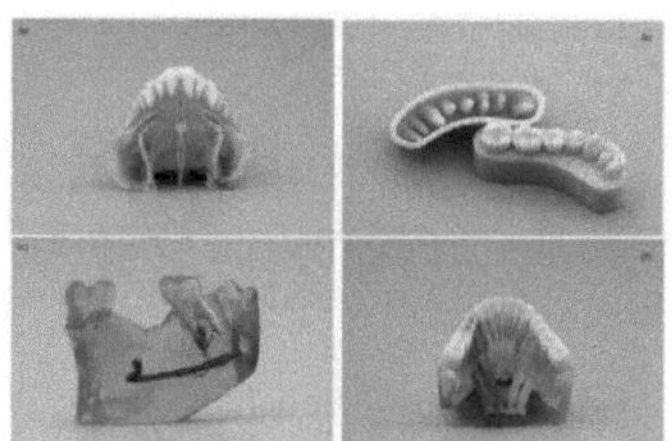

Figura 47- Aplicações de impressão 3D da Residência de Endodontia: (a) Modelo cirúrgico utilizado para planeamento e simulação de tratamento pré-cirúrgico. (b) Modelos instrucionais. (c) Modelo em grande escala de lesão periapical adjacente ao canal mandibular. (d) Modelo de endodontia regenerativa com ápices abertos e portas para simulação de hemorragia apical.

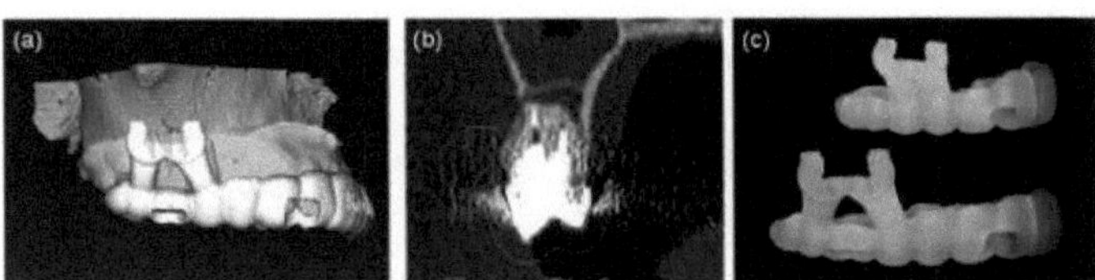

Figura 48- Strbac et al. EMS guiado: (a) Visualização de ficheiros DICOM pré-operatórios com sobreposição de scan intra-oral durante o pré-planeamento do tamanho da osteotomia para o dente #3 com o auxílio de pinos cirúrgicos posicionados virtualmente (1.5 mm de diâmetro); ilustração mostrando a férula cirúrgica do dente #3 para abordagem cirúrgica guiada; as linhas verticais na férula cirúrgica 3D representam o contorno da raiz de cada raiz para melhor visualização durante a ressecção das raízes com o instrumento piezoelétrico; o objeto na cor rosa apresenta o material de guta-percha extrudido segmentado para deteção e remoção durante a intervenção cirúrgica. (b) Corte coronal do dente #4, visualizado no software de planeamento cirúrgico, apresentando o nível de ressecção apical pré-planeado de 3 mm e o ângulo de bisel dentro das limitações da férula cirúrgica (c) Fôrmas cirúrgicas impressas em 3D dos dentes #3 e #4 para intervenção cirúrgica guiada.

A Figura 45 ilustra o acesso endodôntico guiado, demonstrando o planeamento e a utilização de guias direccionais no acesso aos sistemas de canais radiculares. Mostra a integração de impressões digitais com dados DICOM de CBCT para criar ficheiros STL para uma orientação cirúrgica precisa (van der Meer et al., 2016).

A Figura 46 exemplifica o autotransplante CARP, em que um modelo impresso em 3D ajuda a avaliar a orientação e as dimensões necessárias para o transplante bem-sucedido de um dente (#21) num local obliterado (#9). Destaca a utilização de CAD/CAM para planeamento virtual e restauração provisória imediata antes da cirurgia (Strbac et al., 2016).

A Figura 47 mostra vários modelos educacionais usados nos programas de residência em endodontia. Esses modelos incluem simulações cirúrgicas, modelos instrucionais para casos complexos e modelos especializados para endodontia regenerativa com ápices abertos (Nikzad & Azari, 2008; D'haese et al., 2012; Kumar & Ghafoor, 2016; Alharbi et al., 2017).

A Figura 48 ilustra a microcirurgia endodôntica guiada (EMS), mostrando o planeamento pré-operatório com ficheiros DICOM e a utilização de modelos cirúrgicos impressos em 3D para osteotomia e ressecção radicular precisas. Esta tecnologia aumenta a eficiência clínica e reduz o risco de erros de procedimento em procedimentos cirúrgicos complexos (Liu et al., 2014; Strbac et al., 2016; Patel et al., 2017).

Em conclusão, embora a impressão 3D em endodontia esteja atualmente documentada através de relatos de casos e estudos pré-clínicos, a investigação e o desenvolvimento em curso são promissores para expandir as suas aplicações. São necessários estudos futuros para explorar todo o potencial das impressoras de bancada a preços acessíveis e para melhorar os conhecimentos técnicos nos consultórios de endodontia, abrindo caminho para uma utilização mais alargada desta tecnologia transformadora.

Capítulo 9

APLICAÇÃO DA IMPRESSÃO 3D EM CIRURGIAS

A impressão tridimensional (3-D), também conhecida como fabrico aditivo, envolve a deposição camada a camada de materiais como o metal ou o plástico para criar objectos 3-D complexos[78] . Esta tecnologia utiliza imagens de ressonância magnética, tomografia computorizada ou software CAD para conceber objectos com estruturas volumétricas precisas. Na medicina, a impressão 3D é cada vez mais aplicada no diagnóstico de doenças, em modelos educativos, em dispositivos médicos personalizados e até, potencialmente, na substituição ou regeneração de órgãos como o coração ou os rins. Permite o posicionamento preciso de biomateriais e células adaptados às necessidades específicas dos doentes, alargando os limites das possibilidades de tratamento médico.

História e evolução da impressão 3-D:

O conceito de impressão 3-D remonta à invenção da estereolitografia por Charles Hull em 1984, que revolucionou o fabrico ao permitir a estratificação de materiais para formar objectos complexos. Desde então, avanços como a modelação por deposição fundida (FDM) e a bioimpressão alargaram as suas aplicações. Na medicina, a impressão 3D atingiu marcos importantes, como a criação de órgãos humanos funcionais e construções biológicas complexas. A tecnologia continua a evoluir, impulsionada por inovações em materiais e técnicas de impressão, incluindo iniciativas de código aberto como o Projeto RepRap, que visam tornar a impressão 3D mais acessível e versátil[79,80] .

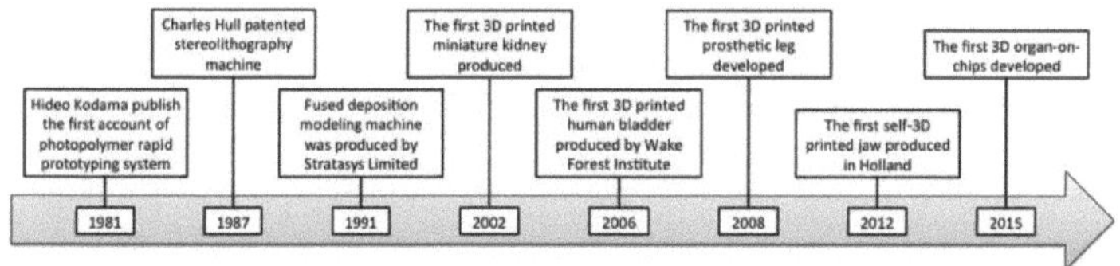

Técnica e Aplicações em Cirurgia Craniomaxilofacial:

A cirurgia craniomaxilofacial apresenta desafios únicos devido à complexidade das estruturas e funções faciais. A impressão 3D oferece soluções à medida, criando modelos anatómicos precisos e implantes personalizados com base em exames específicos do doente. Facilita o planeamento pré-operatório através de modelação e simulação virtuais, melhorando a precisão cirúrgica e reduzindo o tempo de operação. A capacidade da tecnologia para reproduzir com exatidão tecidos duros como o osso torna-a inestimável para procedimentos que envolvam a reconstrução craniofacial, a cirurgia ortognática e casos de trauma. Além disso, a impressão 3-D permite o fabrico de estruturas e análogos de tecidos que imitam estruturas naturais, oferecendo vias promissoras para a engenharia de tecidos na cirurgia craniofacial[81] .

Medical imaging
Manipulation of medical images by modeling software to produce digital file of 3D object
Transfer of 3D digital file to 3D printing software
Printing of 3d object
Post manufacture modification of the 3D object

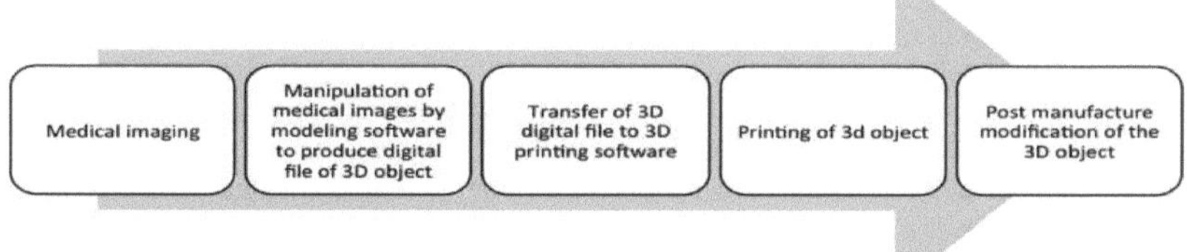

Classificação do uso da impressão 3D em cirurgias craniomaxilofaciais:

Na cirurgia craniomaxilofacial, a tecnologia de impressão 3-D é fundamental, categorizada em quatro aplicações principais: modelos de contorno, guias, talas e implantes (Tabela 1). Os modelos de contorno servem como réplicas precisas da anatomia específica do doente, essenciais para um planeamento cirúrgico meticuloso e para a adaptação personalizada de hardware, como placas de titânio. Desempenham um papel crucial em procedimentos como a reparação de fracturas orbitais e reconstruções mandibulares, proporcionando aos cirurgiões uma visão detalhada de estruturas anatómicas complexas[82] (Fig. 2).

Utilização em guias:

As guias são amplamente utilizadas para criar modelos específicos para cada doente que se ajustam a segmentos ósseos específicos, orientando o corte ou a perfuração precisos durante os procedimentos cirúrgicos. Esta tecnologia reduz significativamente a complexidade intra-operatória e melhora os resultados cirúrgicos, assegurando uma colocação precisa dos implantes e um alinhamento ótimo no pós-operatório. Os autores demonstraram a eficácia das guias impressas em 3D na cirurgia ortognática e na reconstrução mandibular, realçando o seu papel na melhoria da precisão cirúrgica e da recuperação do doente[83] .

Utilizar como talas:

As talas reproduzem as posições pós-operatórias finais pretendidas das estruturas do doente, sendo particularmente utilizadas para orientar a oclusão dentária em cirurgias dos maxilares. Estas talas são concebidas utilizando software de modelação 3D avançado, permitindo aos cirurgiões simular e obter resultados cirúrgicos precisos. São fundamentais para reposicionar as estruturas maxilofaciais com exatidão, melhorando assim os resultados funcionais e estéticos. Estudos efectuados por **Adolphs et al.**[84] revelaram resultados bem sucedidos com talas impressas em 3-D na cirurgia ortognática, demonstrando a sua capacidade para melhorar o ajuste oclusal e a eficácia global do tratamento.

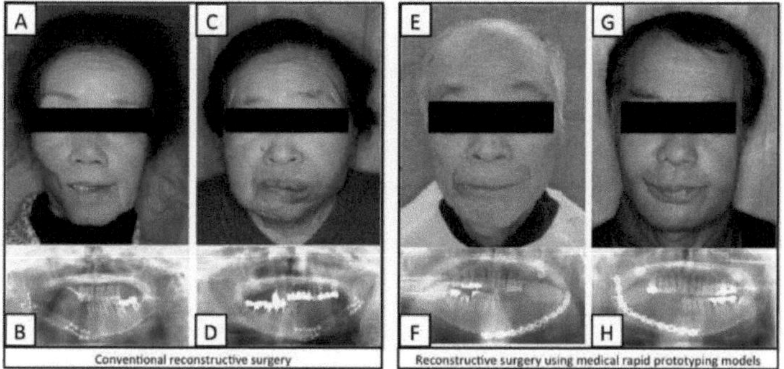

Fig. 49 Comparação de doentes tratados com cirurgia reconstrutiva convencional e doentes tratados com cirurgia reconstrutiva utilizando modelos médicos de prototipagem rápida. a, c Imagens de doentes representativos após cirurgia reconstrutiva convencional utilizando o método de transferência de retalho fibular livre. b, d Análise imagiológica dos doentes acima referidos utilizando pantomografia. e, g Imagens de doentes representativos após cirurgia reconstrutiva utilizando o método de retalho fibular livre e placas de reconstrução pré-curvadas com base em modelos MRP. f, h Análise imagiológica dos doentes acima referidos utilizando pantomografia. (Imagem reproduzida de com permissão: Azuma et al.

Utilização em implantes:

Os implantes impressos em 3-D são implantados diretamente ou utilizados como moldes para materiais de implante derramáveis, fabricados a partir de materiais biocompatíveis como o titânio, a poliéter-éter-cetona ou a hidroxiapatite[85] . Estes implantes oferecem soluções personalizadas para defeitos cranianos e maxilofaciais complexos, apoiando a regeneração dos tecidos e facilitando a reconstrução anatómica precisa. Representam um avanço significativo nas intervenções médicas personalizadas, como demonstrado nos estudos de Man et al. e Schepers et al., que apresentam resultados bem sucedidos em reconstruções mandibulares e maxilares utilizando a tecnologia de impressão 3-D[86] .

Autores como Azuma et al., Yamada et al. e Mazzoni et al. contribuíram para o corpo de investigação que ilustra a eficácia da impressão 3-D em cirurgias craniomaxilofaciais[87] . O seu trabalho sublinha o papel da tecnologia na melhoria da precisão cirúrgica, na redução dos tempos operatórios e na melhoria dos resultados dos doentes através de abordagens de tratamento personalizadas (Tabela 2). Esta integração de técnicas de fabrico avançadas não só simplifica os fluxos de trabalho cirúrgicos, como também assegura resultados mais previsíveis e bem sucedidos em procedimentos reconstrutivos complexos.

Cirurgias orbitais:

No caso das fracturas do pavimento orbital, a tecnologia de impressão 3D fornece representações anatómicas precisas dos defeitos ósseos, facilitando a adaptação pré-operatória de placas de titânio para a reconstrução orbital. Esta abordagem tem como objetivo melhorar os resultados cirúrgicos, reduzindo o tempo operatório, minimizando o risco de mau posicionamento das placas orbitais e diminuindo o trauma dos tecidos moles associado a múltiplos ajustes durante a cirurgia. Park et al.[88] exploraram a utilização de modelos de crânio impressos em 3D com imagens espelhadas e estruturas sintéticas moldadas para a reconstrução traumática da parede orbital, demonstrando resultados bem sucedidos em casos de defeitos imediatos e pós-traumáticos. Destacaram a utilidade dos modelos 3-D na orientação do planeamento cirúrgico e na otimização das estratégias de reconstrução.

Table 2 Specific craniomaxillofacial surgeries where 3-D technology is used

Categories of surgeries	Specific operations
Mandibular surgeries	Mandibular reconstruction
	Mandibular resection
	Orthognathic surgeries
	Osteoradionecrosis
	Mandibular angle ostectomy
	Mandibular condyle repair
Maxillary surgeries	Orthognathic surgeries
	Maxillary reconstruction
Orbital surgeries	Hypertelorism
	Orbital fracture repair
Nasal surgeries	Nasal reconstruction
	Nasal prosthesis retention
Cranial surgeries	Cranioplasty
	Surgery for craniosynostosis
	Fronto-orbital advancement surgery
	Frontal sinus reconstruction

Kozakiewicz et al.[89] compararam a eficácia da malha de titânio pré-curvada e dos implantes de polietileno de peso molecular ultra-alto para a reparação de fracturas orbitárias. O seu estudo não encontrou diferenças significativas nos resultados pós-operatórios entre os dois materiais, sugerindo que ambos são opções viáveis para a cirurgia reconstrutiva. Esta investigação sublinha a versatilidade da impressão 3-D na personalização de soluções de implantes adaptadas às necessidades individuais dos doentes, melhorando assim os resultados funcionais e estéticos.

Hipertelorismo orbital:

O hipertelorismo orbital, caracterizado pelo aumento da distância entre os lados medial e lateral da órbita, requer frequentemente intervenções cirúrgicas complexas para correção. Engel et al. utilizaram modelos impressos em 3D para planear correcções cirúrgicas em casos graves, facilitando a colocação precisa de osteotomias e o pré-contorno de materiais de osteossíntese[90] . Esta abordagem contribuiu para reduzir os tempos cirúrgicos e melhorar a precisão cirúrgica no tratamento do hipertelorismo orbital, demonstrando o potencial da impressão 3-D em procedimentos craniofaciais complexos.

Cirurgias nasais:

A reconstrução de grandes defeitos nasais apresenta desafios significativos na obtenção de resultados funcionais e estéticos, particularmente quando há estruturas cartilaginosas envolvidas. Horn et al. descreveram um caso em que foi utilizada uma malha de titânio dinâmica, pré-contornada num modelo impresso em 3-D, para reconstruir as estruturas nasais após a ressecção de um tumor. A sua abordagem, integrando a tecnologia 3-D com o planeamento cirúrgico, demonstrou resultados funcionais e estéticos bem sucedidos a longo prazo na reconstrução nasal[91] .

Ciocca et al. utilizaram a tecnologia de impressão 3-D para conceber modelos cirúrgicos para a inserção precisa de implantes craniofaciais para reter próteses nasais. Ao planear com precisão as posições dos implantes utilizando software de cirurgia virtual e modelação CAD, criaram guias cirúrgicas personalizadas que melhoraram a precisão cirúrgica e a estabilidade dos implantes. Este avanço metodológico melhora os resultados dos pacientes ao garantir o alinhamento e a colocação ideais das próteses nasais, destacando o papel da impressão 3-D no aumento da precisão na cirurgia nasal reconstrutiva.

Cirurgias cranianas:

A cranioplastia, a correção cirúrgica de defeitos ósseos cranianos, beneficia significativamente da tecnologia de impressão 3-D. Hatamleh et al. discutiram a sua utilização de técnicas híbridas 3-D juntamente com métodos tradicionais para fabricar implantes de titânio profundamente enterrados para a restauração de defeitos do crânio frontal. Através da modelação digital e da impressão de implantes específicos para cada doente, obtiveram resultados cosméticos e funcionais superiores, realçando o papel da impressão 3D na reconstrução craniana personalizada.

Jirman et al. descreveram em pormenor a conceção e o fabrico de implantes cranianos personalizados utilizando polietileno de peso molecular ultra-elevado, guiados por modelos 3D derivados de tomografias computorizadas. Esta abordagem minimiza as complexidades intra-operatórias associadas à colocação de implantes, oferecendo uma reconstrução anatómica precisa e uma melhor recuperação do doente. A integração da impressão 3-D em cirurgias cranianas permite soluções personalizadas que melhoram os resultados cirúrgicos e a satisfação dos pacientes.

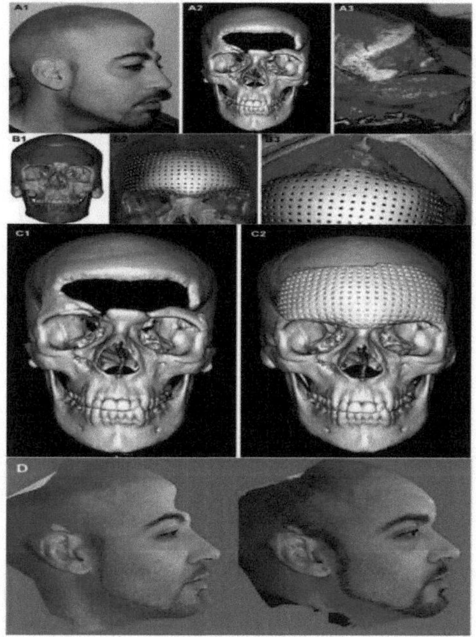

Fig. 50 Reconstrução craniana. A1 Imagem pré-operatória representando um defeito frontal craniano. A2 O tomograma computorizado mostra a perda de osso frontal com os rebordos supra-orbitais preservados. A3 O seio frontal está ausente e está presente uma cicatriz dural de tecido mole, selando o etmoide e a cavidade nasal dos lobos frontais. B1 É efectuado um plano tridimensional utilizando Bclay moldável digital.^ Este é manipulado para preencher o defeito com o tamanho, forma e contorno desejados. B2, B3 É fabricada uma malha de titânio fresada personalizada para oferecer uma função protetora e estética. C1 Pré-operatório. C2 Tomografias computorizadas pós-operatórias. D à esquerda, imagem pré-operatória e à direita, resultado clínico pós-operatório. (Imagem reproduzida de com permissão: Steinbacher

Outras cirurgias:

Na cirurgia do seio frontal com retalho osteoplástico, a demarcação precisa da pneumatização do seio frontal é fundamental. Daniel et al. utilizaram a tecnologia 3-D para fabricar modelos de onlay que reproduziam com precisão a extensão da anatomia do seio frontal a partir de exames de TC pré-operatórios. Estes modelos facilitaram o planeamento cirúrgico preciso e reduziram a invasividade dos procedimentos, demonstrando a utilidade da impressão 3-D na otimização dos resultados cirúrgicos e da recuperação do doente.

Cassetta et al. introduziram um guia cirúrgico CAD/CAM impresso em 3-D combinado com uma corticotomia cirúrgica piezoeléctrica para procedimentos ortodônticos minimamente invasivos. Esta abordagem inovadora aumenta a precisão cirúrgica e reduz o desconforto do paciente, sublinhando o potencial da impressão 3-D para revolucionar as práticas ortodônticas, melhorando a eficiência e os resultados do tratamento.

Conclusão:

Em conclusão, a tecnologia de impressão 3D está cada vez mais integrada nas práticas cirúrgicas craniomaxilofaciais, oferecendo aplicações versáteis desde modelos anatómicos e guias cirúrgicos a implantes personalizados. Os benefícios incluem tempos cirúrgicos reduzidos, resultados cirúrgicos melhorados e exposição à radiação minimizada, impulsionando avanços contínuos na tecnologia e nas suas aplicações em intervenções cirúrgicas complexas.

Capítulo 10

NAVEGAÇÃO PARA A RECUPERAÇÃO DE INSTRUMENTOS AVARIADOS

Desde a introdução da liga flexível e das agulhas hipodérmicas descartáveis na década de 1960, os incidentes de fratura de agulhas diminuíram. No entanto, a fratura de agulhas continua a ser um problema significativo em medicina dentária, ocorrendo frequentemente durante a administração de bloqueios do nervo alveolar inferior, com fragmentos que se alojam habitualmente no espaço pterigomandibular. A recuperação de agulhas quebradas neste local representa um desafio cirúrgico devido ao difícil acesso, à proximidade de estruturas vitais e ao pequeno tamanho dos fragmentos de agulhas dentárias[92] . Os recentes avanços na cirurgia assistida por computador, como os sistemas de navegação cirúrgica, são cada vez mais utilizados em várias disciplinas cirúrgicas, incluindo a biopsia estereotáxica, a cirurgia endoscópica dos seios nasais e a remoção de corpos estranhos.

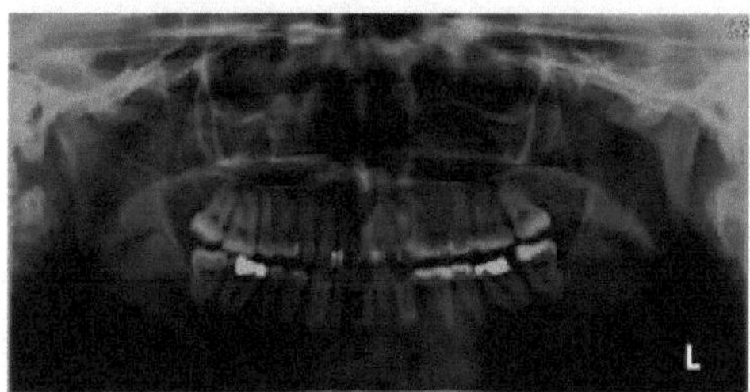

Figura 51 - Radiografia panorâmica dentária ilustrando a posição da agulha quebrada.

Relato de caso:

Uma doente do sexo feminino, de 18 anos de idade, apresentou-se no Departamento de Cirurgia Oral e Maxilofacial da Louisiana State University Health Science com dores orais na sequência de uma consulta dentária anterior para extração de quatro dentes do siso, durante a qual uma agulha longa de calibre 27 se fracturou e ficou presa nos tecidos moles. O fragmento não pôde ser retirado na altura e o doente foi monitorizado quanto a sintomas ou migração. Apesar de manter a abertura incisal máxima normal, a doente apresentava dor persistente, exacerbada pelos movimentos da boca. Um ano depois, uma radiografia panorâmica confirmou a presença do fragmento da agulha no espaço pterigomandibular direito. Foi recomendada uma exploração cirúrgica sob anestesia geral e a doente consentiu em proceder à mesma. As imagens de TC pré-operatórias (cortes de 1 mm) foram realizadas pouco antes da cirurgia e integradas no sistema de navegação cirúrgica da Medtronic.

Foi utilizado o sistema de navegação AxiEM da Medtronic, que utiliza rastreio eletromagnético. Após a intubação, um emissor de campo eletromagnético foi posicionado ao lado da cabeça do doente, com um dispositivo de rastreio ligado à testa para registo do doente. Pontos anatómicos nas regiões da testa, periorbital e nasal foram traçados com uma sonda de registo e combinados com os pontos correspondentes na TAC para uma navegação precisa. Os movimentos da sonda foram sincronizados com os movimentos apresentados no monitor da estação de trabalho, garantindo uma navegação precisa com uma margem de precisão posicional de 1 mm.

O local da cirurgia foi preparado e a tomografia computadorizada indicou a posição do fragmento da agulha acima da língula, orientada para a incisura sigmoide. Uma incisão vertical ao longo do ramo permitiu o acesso, seguido de dissecção subperiosteal para expor a língula e o nervo alveolar inferior. O fragmento, obscurecido na musculatura pterigóidea medial, foi localizado com a sonda de navegação e extraído com uma pinça hemostática, assegurando uma dissecção cuidadosa para proteger o nervo e as estruturas adjacentes. Não ocorreram complicações durante o procedimento de menos de 30 minutos, e o paciente recebeu alta no mesmo dia.

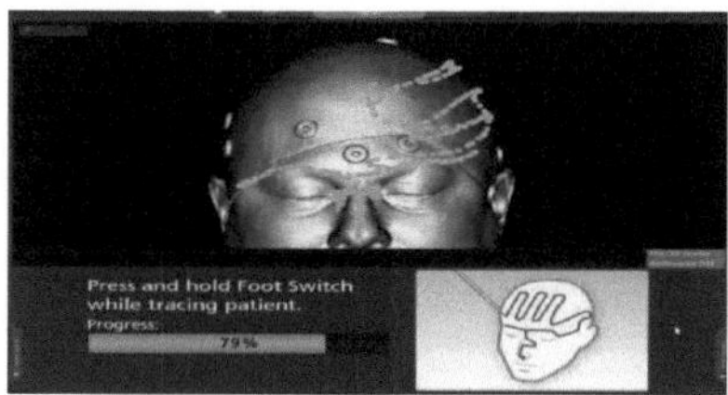

Figura 52 - Registo do doente com sonda de traçador.

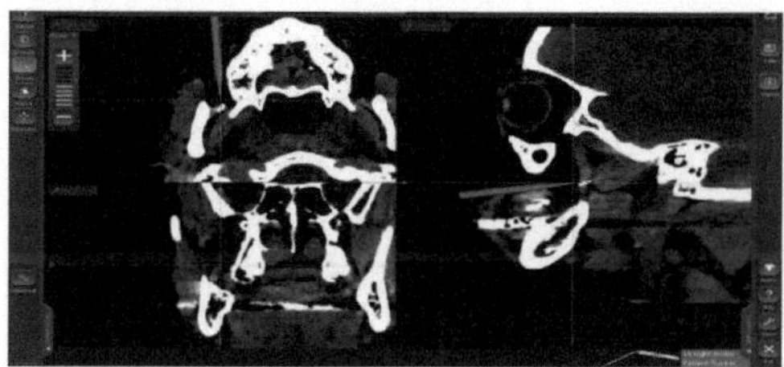

Figura 53 - A navegação intra-operatória ajudou a posicionar a ponta da sonda junto ao fragmento da agulha.

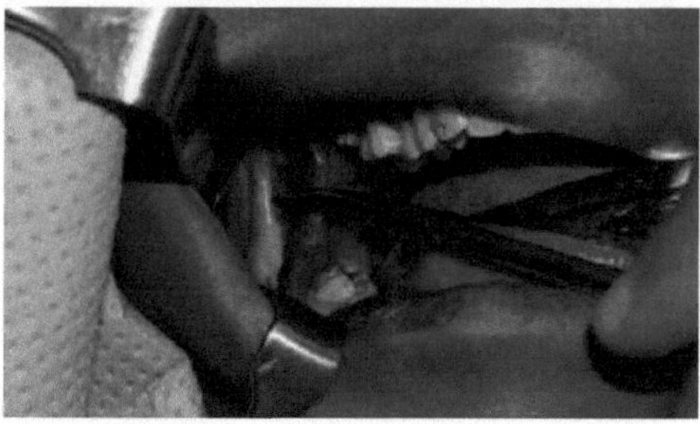

Figura 54 - localização do fragmento da agulha no espaço pterigomandibular.

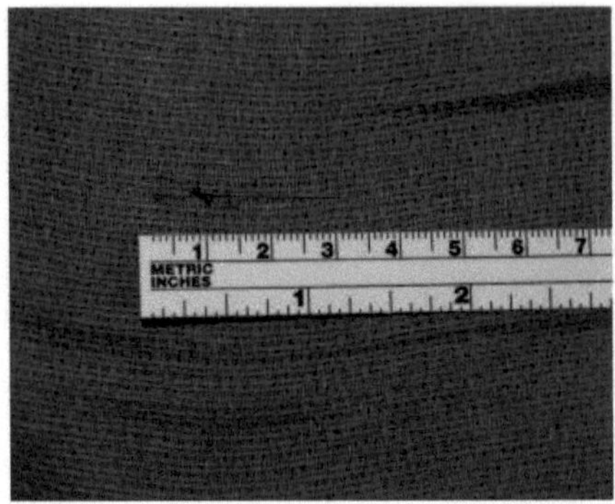

Figura 55 - Agulha dentária partida recuperada.

Discussão:

Existe um debate permanente sobre a gestão de agulhas dentárias partidas, equilibrando os riscos da remoção cirúrgica com as potenciais complicações de deixar os fragmentos no local. A maioria dos especialistas defende a remoção devido a preocupações médico-legais e ao risco de migração para estruturas críticas da cabeça e do pescoço. A tomografia computadorizada pré-operatória é essencial para uma localização precisa, minimizando a necessidade de palpação intra-operatória que poderia deslocar os fragmentos. Várias técnicas, como a orientação estereotáxica (Thompson) e modalidades de imagem intraoperatória, como a fluoroscopia digital (Nezafati e Shahi), têm sido usadas para auxiliar a localização, embora suas limitações na visualização 3D precisa permaneçam.

A utilização de sistemas de navegação cirúrgica (sistema de navegação AxiEM da Medtronic) oferece vantagens distintas na localização e recuperação de agulhas dentárias partidas, reduzindo o tempo cirúrgico, minimizando a dissecção de tecidos e melhorando a recuperação do doente. Estes sistemas fornecem orientação precisa e em tempo real sem exposição a radiação intra-operatória, o que os torna uma ferramenta valiosa em cirurgias orais complexas.

Capítulo 11

ANESTESIA INTRA-ÓSSEA POR NAVEGAÇÃO

A anestesia pulpar adequada é crucial para o controlo eficaz da dor e o conforto do operador durante os procedimentos endodônticos. Os métodos tradicionais, como os bloqueios do nervo alveolar inferior (BNAI), muitas vezes falham, particularmente em dentes mandibulares com pulpite irreversível sintomática, onde as taxas de sucesso podem ser tão baixas quanto 20%. Vários factores contribuem para esta falta de fiabilidade, incluindo variações anatómicas, ansiedade do paciente, variabilidade técnica entre operadores e alterações fisiológicas no tecido pulpar inflamado, como o aumento da acidez e a alteração da sensibilidade neuronal. As meta-análises que exploram intervenções adjuvantes, como a pré-medicação ou a alteração dos tipos de anestésicos locais, apresentam resultados inconclusivos[93] . As injecções intraligamentares oferecem uma melhoria modesta (40%) para os BNAI falhados, mas podem não ser suficientes para o controlo da dor durante a extirpação da polpa. A anestesia intra-óssea, apesar das suas taxas de sucesso relatadas variarem entre 71% e 98%, é subutilizada devido a desafios técnicos, incluindo a orientação exacta da ponta da broca e preocupações com a segurança, como a perfuração da cortical ou danos nos tecidos adjacentes (Jain et al.)[70] .

Recentemente, Jain et al.[70] propuseram uma nova abordagem utilizando tecnologia de navegação dinâmica para anestesia intra-óssea em endodontia. Este método tem como objetivo aumentar a precisão e a segurança em comparação com as técnicas tradicionais à mão livre. O estudo avalia a segurança e a precisão desta abordagem em dimensões 2D e 3D, comparando-a com as injecções intra-ósseas convencionais. O sistema de navegação permite a visualização em tempo real e o planeamento preciso dos percursos de perfuração, reduzindo potencialmente os riscos processuais associados à perfuração à mão livre. Este estudo marca a primeira avaliação experimental desta tecnologia em aplicações de anestesia dentária[93] .

No estudo, a perfuração intra-óssea à mão livre envolveu um campo de visão limitado de exames de CBCT para orientação durante o procedimento. As injecções intra-ósseas com ponta X seguiram os protocolos padrão do fabricante, visando um ângulo de entrada de 90° no osso cortical vestibular. Por outro lado, a perfuração dinamicamente navegada utilizou a tecnologia Navident de segunda geração, que envolveu a digitalização abrangente, o planeamento e a colocação precisa de mangas de guia com base em dados em tempo real. Os exames CBCT pós-operatórios confirmaram a exatidão da colocação das buchas em relação aos planos pré-operatórios, realçando a capacidade do sistema para minimizar os desvios das trajectórias pretendidas[94] . O estudo sublinha as potenciais vantagens da navegação dinâmica na melhoria da precisão e na redução das complicações associadas às técnicas intra-ósseas tradicionais.

Desde a sua introdução há décadas, a anestesia intra-óssea evoluiu de brocas manuais para sistemas modernos e guiados. Apesar da sua longa história em medicina dentária, faltam avaliações abrangentes de segurança e precisão. O estudo[70] de Jain et al. demonstra uma melhoria significativa nos resultados de perfuração bem sucedidos utilizando a navegação dinâmica, alcançando 100% de sucesso nas colocações guiadas em comparação com os riscos inerentes associados aos métodos à mão livre. Este avanço sugere um futuro promissor para a navegação dinâmica na melhoria da eficiência dos procedimentos e da segurança dos pacientes em várias aplicações dentárias.

Foi desenvolvido um fluxo de trabalho sistemático para reduzir a curva de aprendizagem associada à navegação dinâmica. No entanto, à medida que os clínicos adquirem experiência com a navegação dinâmica, tende a registar-se uma diminuição dos desvios 2D e 3D. No entanto, desafios como a estabilidade do Jaw Tracker em modelos de manequim e a precisão da transferência de pontos de referência anatómicos devido à menor radiodensidade dos modelos de resina na CBCT e no software Navident podem introduzir erros. Além disso, factores como tremores nas mãos durante a utilização de peças de mão de baixo binário e de baixa velocidade podem afetar a precisão. Espera-se que os futuros avanços na tecnologia de software, na resolução da CBCT e nos fluxos de trabalho digitais reduzam os erros induzidos pelo operador e aumentem a exatidão, o que é fundamental para obter uma anestesia pulpar profunda. No entanto, o potencial de danos iatrogénicos sublinha a importância da vigilância durante a perfuração intra-óssea, com incidências relatadas de complicações como a separação de perfurantes e o trauma ósseo.

As técnicas anestésicas primárias, como os bloqueios do nervo alveolar inferior (BNAI), dependem de pontos de referência neuroanatómicos e são administradas às cegas após a penetração da mucosa, apresentando riscos como hematoma, trismo e nevralgia pós-operatória, especialmente em casos com desafios anatómicos. Técnicas suplementares, como injecções de ligamento periodontal (PDL), mostram uma melhoria limitada nas taxas de sucesso em dentes mandibulares com pulpite irreversível (48%), frequentemente associadas a rupturas tecidulares e dor pós-operatória. Em contraste, a anestesia intra-óssea demonstrou uma eficácia superior, particularmente em casos de dentes "quentes", apesar das preocupações sobre a precisão técnica dos métodos à mão livre. A preferência por injecções de PDL menos eficazes em vez de técnicas intra-ósseas mais eficazes realça a necessidade de melhorar os métodos de administração da anestesia dentária.

As técnicas de anestesia intra-óssea continuam a ser cruciais para alcançar uma medicina dentária sem dor, particularmente em casos desafiantes como a pulpite irreversível em molares mandibulares. No entanto, uma técnica incorrecta pode levar a complicações endodônticas e periodontais irreversíveis, enfatizando a importância de uma aplicação criteriosa. Embora os sistemas de navegação dinâmica ofereçam maior precisão e segurança nos procedimentos dentários, o seu custo e complexidade podem limitar a adoção generalizada apenas para anestesia intra-óssea. No entanto, a integração da navegação dinâmica nos fluxos de trabalho endodônticos mostra-se promissora na otimização dos resultados dos procedimentos e na minimização dos riscos associados aos procedimentos intra-ósseos.

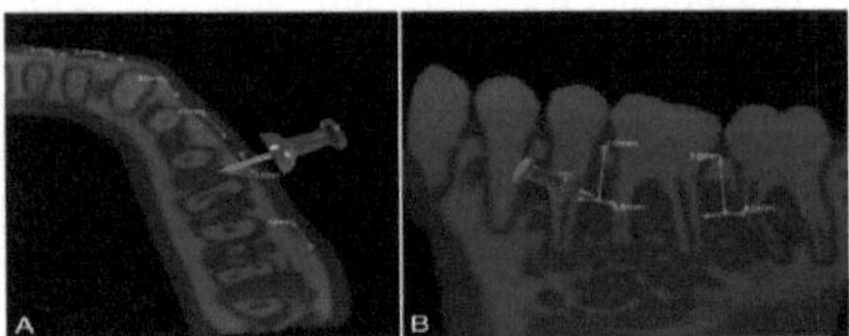

Figura 56. Medição de sítios inter-radiculares.

Os locais de injeção com base no intervalo da distância inter-radicular: 1,5 - 2,5 mm, 2,5 - 3,5 mm, 3,5 - 4,5 mm (A). Os locais inter-radiculares para a colocação das brocas intra-ósseas foram representados por medidas horizontais entre a lâmina dura das raízes dentárias adjacentes, em profundidades de 7mm na face vestibular a partir da crista alveolar. Essas medidas foram feitas perpendicularmente a uma linha vertical estendida a partir da crista alveolar no plano sagital (B).

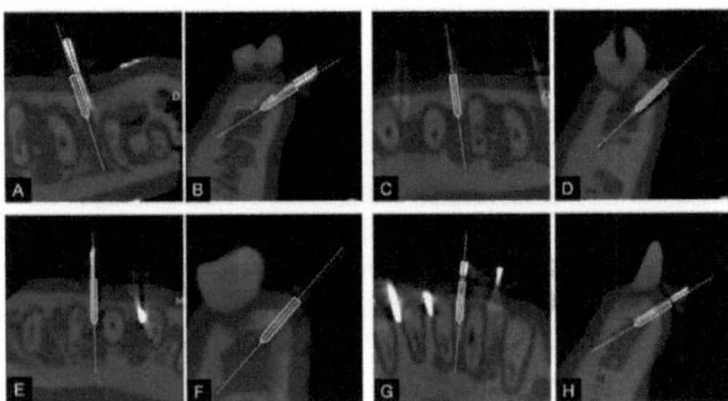

Figura 57. Medições tridimensionais da precisão (perfuração intra-óssea com navegação dinâmica). Representação das medições de precisão 2D e 3D em vistas axiais e coronais através da sobreposição de exames CBCT das posições planeadas (amarelo) e colocadas (vermelho) das mangas guia intra-ósseas em diferentes locais interradiculares, ou seja, 3,5-4,5 mm (A-B), 2,5-3,5 mm (C-F) e 1,5-2,5 mm (G-H) no software EvaluNav.

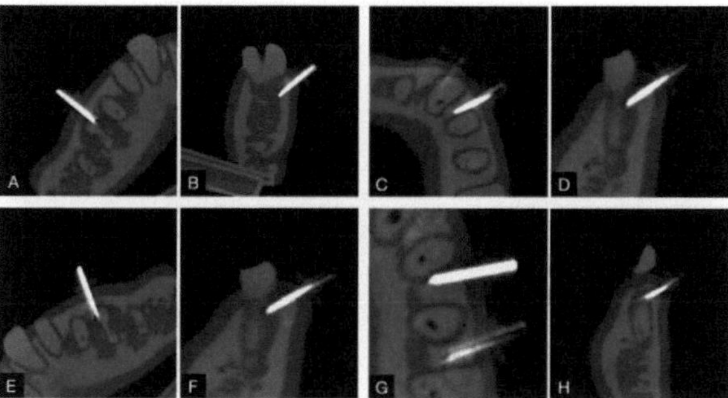

Figura 58. Perfuração radicular (perfuração intra-óssea à mão livre) Exemplos de exames de CBCT pós-operatórios de perfurações radiculares para o grupo à mão livre. Mangas-guia perfurando o espaço adjacente da lâmina dura radicular ou a superfície da raiz nos planos axial e coronal dos exames de CBCT (A-B; C-D; E-F; G-H).

A Figura 56 ilustra a medição dos locais inter-radiculares, crucial para determinar a colocação ideal da broca intra-óssea, destacando as variações nas distâncias e profundidades inter-radiculares a partir da crista alveolar. A Figura 57 apresenta medições detalhadas da precisão 2D e 3D da perfuração intra-óssea navegada dinamicamente, demonstrando a colocação precisa de casquilhos-guia em diferentes locais inter-radiculares. Por outro lado, a Figura 58 mostra exemplos de perfurações radiculares observadas em exames CBCT pós-operatórios após perfuração intra-óssea à mão livre, ilustrando os riscos associados a imprecisões na colocação da broca.

Em conclusão, a nova aplicação da navegação dinâmica para a anestesia intra-óssea revelou-se significativamente mais segura e mais exacta em comparação com os métodos tradicionais à mão livre. Esta tecnologia permite uma integração perfeita nos fluxos de trabalho endodônticos, prometendo uma maior viabilidade clínica e precisão na aplicação de anestesia guiada.

Capítulo 11

NAVEGAÇÃO EM IMPLANTES

A navegação desempenha um papel crucial na garantia da colocação eficaz de implantes, aumentando a precisão e o controlo da angulação. Os recentes avanços na tecnologia informática integraram a cirurgia de navegação como um componente fundamental dos procedimentos cirúrgicos modernos. Com os sistemas de navegação de implantes, os médicos podem obter uma colocação mais segura, menos invasiva e mais precisa, pré-determinando o plano cirúrgico para a localização do implante e da prótese[95] .

Duas modalidades comuns de navegação de implantes são a navegação estática e a navegação dinâmica. A navegação dinâmica envolve a integração de software 3D em tempo real durante a perfuração óssea e a colocação de implantes, enquanto a navegação estática utiliza modelos cirúrgicos para transferir planos pré-cirúrgicos para o doente[96] . Atualmente, a navegação estática, que engloba abordagens totalmente guiadas e semi-guiadas, é amplamente adoptada. Nos procedimentos totalmente guiados, um stent guiado por computador orienta todo o processo, desde a perfuração óssea até à colocação do implante, enquanto as abordagens semi-guiadas fornecem uma orientação parcial, mas não cobrem todo o procedimento cirúrgico. Estas técnicas diferem significativamente da abordagem à mão livre, que não possui modelos cirúrgicos ou suporte de software de planeamento[97] .

O posicionamento exato dos implantes é crucial por várias razões. Biologicamente, afecta a cicatrização dos tecidos moles peri-implantares, a remodelação óssea marginal e a estabilidade a longo prazo dos tecidos moles e duros. Em termos protéticos, o posicionamento exato influencia a simetria, os contornos protéticos, a facilidade de manutenção da higiene oral e a escolha entre restaurações aparafusadas ou cimentadas[98] . Para além disso, os resultados estéticos dependem de um enxerto adequado de tecidos duros e moles e de uma consideração cuidadosa da modelação óssea para uma estabilidade a longo prazo e um prognóstico favorável do implante.

A precisão da colocação de implantes, impulsionada pelo planeamento 3D, tem um impacto significativo no sucesso dos resultados protéticos. Os avanços digitais na medicina dentária simplificaram as técnicas de colocação de implantes, tornando-as mais cómodas e tecnicamente acessíveis. O planeamento do tratamento integrado com implantes dentários é agora prática corrente, com o objetivo de alcançar posições ideais dos implantes alinhadas com os planos protéticos para minimizar complicações técnicas e biológicas e garantir o sucesso funcional e estético a longo prazo[99] .

A cirurgia guiada por implantes (GIS) simplifica os procedimentos desde o diagnóstico até à restauração protética final. Utiliza imagens 3D e tecnologia informática para melhorar o planeamento pré-cirúrgico tradicional, permitindo uma simulação precisa das fases cirúrgicas e protéticas. Esta abordagem minimiza a necessidade de aumento ósseo e melhora os resultados estéticos através do posicionamento cuidadoso dos implantes relativamente às estruturas anatómicas e aos requisitos protéticos. Os métodos estáticos que utilizam modelos cirúrgicos oferecem cirurgias mini-invasivas com opções de carregamento imediato de próteses pré-fabricadas com base nas posições planeadas dos implantes[100] .

No entanto, a adoção da inserção guiada de implantes requer uma curva de aprendizagem para as equipas dentárias e tempos de planeamento prolongados em comparação com os métodos tradicionais. As considerações económicas também incluem custos de formação, instrumentação e produção de modelos. A rápida evolução e a diversidade dos protocolos disponíveis requerem uma avaliação cuidadosa para determinar a abordagem ideal para os médicos e para os pacientes.

O tratamento com implantes tem avançado significativamente com técnicas como a carga imediata e a redução dos tempos de cicatrização, centrando-se em procedimentos minimamente invasivos para diminuir o trauma pós-cirúrgico e melhorar a aceitação dos tratamentos complexos por parte dos doentes. As preparações de retalhos de grandes dimensões, que historicamente resultavam numa elevada morbilidade e desconforto pós-operatórios, particularmente em pacientes idosos, são agora minimizadas para encurtar os períodos de recuperação e permitir um regresso mais rápido às actividades normais[101] . As abordagens minimamente invasivas, como a cirurgia sem retalhos, requerem informações anatómicas detalhadas para evitar lesões inadvertidas devido à visibilidade cirúrgica restrita. O fabrico preciso da prótese final é fundamental para alcançar resultados de tratamento óptimos. Tendo em conta estas considerações, o planeamento do tratamento tornou-se cada vez mais complexo, com opções para técnicas de curto prazo e minimamente invasivas facilitadas pelo diagnóstico 3D e pela cirurgia guiada por desenho assistido por computador (CAD) - fabrico assistido por computador (CAM). No entanto, a adoção destas técnicas implica um esforço acrescido, exigindo consultas de tratamento mais intensivas e custos mais elevados[102] .

Indicações:[103] A utilização de software 3D para diagnóstico ajuda na preparação de guias cirúrgicas para todos os tipos de implantes orais, incluindo substituições de um único dente, pontes e fixação de próteses completas. A carga radiológica associada aos diagnósticos 3D é superior à das técnicas convencionais de raios X, o que exige uma análise cuidadosa dos riscos de exposição versus os benefícios do tratamento cirúrgico. As guias cirúrgicas são cruciais para otimizar as posições dos implantes sob considerações protéticas, salvaguardando estruturas anatómicas como o nervo mentoniano, o forame mentoniano ou o fundo do seio. Os implantes especiais podem ser colocados estrategicamente, como no zigoma ou em posições angulares adjacentes ao seio ou ao forame mental, especialmente quando se planeia uma carga imediata.

As guias cirúrgicas fabricadas em 3D também podem facilitar a colocação de implantes extra-orais.

Diagnóstico utilizando 3D:[104] Durante cerca de duas décadas, a tomografia computorizada (TC) tem sido fundamental no diagnóstico dento-alveolar em 3D. Esta tecnologia permite uma análise detalhada dos dentes remanescentes e do osso disponível, oferecendo orientação espacial e estimativa da qualidade e do volume do osso antes da colocação do implante. São gerados modelos estereolitográficos e o processamento de dados é efectuado através de software especializado. As vantagens incluem um rácio sinal/ruído favorável para a avaliação das estruturas dos tecidos moles. Embora os procedimentos de rotina envolvam doses de radiação relativamente elevadas, existem parâmetros específicos que podem atenuar os riscos e garantir a eficácia do diagnóstico. A tomografia computorizada de feixe cónico (CBCT), introduzida em 1989, revolucionou o diagnóstico pré-implantológico ao minimizar a exposição à radiação. Concebidos para o diagnóstico dentário-maxilo-facial, os sistemas de TCFC assemelham-se a unidades de raios X panorâmicos convencionais, mas diferem na qualidade da imagem, nomeadamente com artefactos que podem limitar a informação de diagnóstico devido a restaurações dentárias radiolucentes. Estes dispositivos oferecem uma alternativa económica à TC, amplamente acessível em radiologia dentária a nível mundial.

Transferência de dados: A maior parte do software de planeamento e das empresas de guias cirúrgicos confia tradicionalmente no protocolo Digital Imaging and Communications in Medicine (DICOM) para a transferência de dados radiológicos. Este processo pode ser moroso, uma vez que a conversão de dados é necessária para obter a visualização 3D de estruturas anatómicas e configurações protésicas. Os desafios incluem o baixo contraste dos exames de CBCT, que dificulta a identificação de estruturas em comparação com os exames de TC de alto contraste. Os sistemas integrados, como o Galileos Implant da Sirona, simplificam este processo, permitindo o diagnóstico imediato e o fabrico de guias cirúrgicos após a digitalização, minimizando os tempos de transferência de dados[105] .

Software de planeamento: Desde o início da TC para o diagnóstico pré-implantológico, o software evoluiu para simular a colocação de implantes, melhorando a precisão cirúrgica com base na disponibilidade óssea e nas considerações protéticas. São alcançados resultados óptimos através da simulação dos resultados protéticos esperados no momento do diagnóstico 3D, integrando na simulação informações protéticas, como as formas das coroas ou os eixos dos pilares. Sistemas de software como o SimPlant da Materialize Dental, compatível com vários sistemas de implantes a nível mundial, exemplificam esta integração e adaptabilidade para instrumentos de cirurgia guiada. Desenvolvimentos recentes introduziram uma variedade de programas de planeamento de implantes que respondem a diversas necessidades clínicas.

Renderização 3D: A orientação espacial exacta dos implantes na cavidade oral depende de uma renderização 3D robusta após a importação DICOM de dados radiológicos. A complexidade deste processo é influenciada pela tecnologia utilizada; historicamente desenvolvido para tomografias de elevado contraste, o software mais recente adapta-se ao contraste inferior das tomografias CBCT, mantendo a precisão do diagnóstico. As interfaces gráficas e técnicas facilitam a modificação das impressões visuais, utilizando modelos de superfícies ósseas ou próteses digitalizadas para o fabrico de guias cirúrgicas.

Fiduciais: Para determinados processos de fabrico de guias cirúrgicas, os fiduciais são essenciais na fase de planeamento para orientar as digitalizações do doente com precisão e guiar o fabrico. Os sistemas que utilizam a prototipagem rápida podem não necessitar de fiduciais, baseando-se em modelos de superfície para a produção de guias. No entanto, as técnicas de fresagem CAD-CAM necessitam frequentemente de fiduciais para modificar os modelos de digitalização com precisão. A colocação correcta durante os exames radiológicos é fundamental para evitar a dispersão do metal e manter a qualidade da imagem; a não deteção de fiduciais pode exigir exames adicionais para um planeamento preciso.

Table 1. Implant planning software.

Software platform (former names)	Available software modification	Distributor
10 DR implant		10 DR Seoul, South Korea
Artma virtual implant		Eurodoc, Vienna, Austria
Blue Sky Plan		Blue Sky Bio, Grayslake, IL, USA
coDiagnostiX	coDiagnostiX SKYplanX	IVS Solutions, Chemnitz, Germany Bredent, Senden, Germany
CTV (PraxisSoft)		M+K Dental, Kahla, Germany
DenX Image Guided Implantology		Image Navigation, Jerusalem, Israel
DentalVox (Era Scientific)		Biosfera, Rimini, Italy
DentalSlice		Bioparts, Brasllia, Brasil
DDent plus I		AlloVision, Greenville, SC, USA
DigiGuide MDI		Imtec, Ardmore, OK, USA
Easy Guide (CAD implant, Praxim)		Keystone Dental, Drilllington, MA, USA
Implant Location System		Tactile Technologies, Rehovot, Israel
InVivoDental		Anatomage, San Jose, CA, USA
Implant3D (Stent CAD)	Implant3D Impla 3D Navi	Media Lab, La Spezia, Italy Schütz Dental, Rosbach, Germany
Implanner		Dolphin Imaging, Chatsworth, CA, USA
Implant3D (med3D)	Implant3D CeHa Implant IGS Monitor	med3D, Heidelberg, Germany C. Hafner, Pforzheim, Germany 2ingis, Brussels, Belgium
Implametric		3dent, Valencia, Spain
Nobel Guide (Litorim, Cath. Uni. Leuven, Belgium) (Oralim, Medicim)		Nobel Biocare, Göteborg, Sweden
Robodent		RoboDent, Garching, Germany
Simplant (surgicase)	Simplant/Surgiguide Facilitate ExpertEase	Materialize, Leuven, Belgium Astratech, Mölndal, Sweden Dentsply Friadent, Mannheim, Germany
Scan2guide	Scan2Guide ImplantMaster	Ident, Foster, CA, USA Various
Sicat Implant	Sicat Implant Galileos Implant	Sicat, Bonn, Germany Sirona, Bensheim, Germany
Virtual implant placement (Implant Logic)		BioHorizons, Birmingham, AL, USA
Visit		Research Project, University Vienna, Austria

CAD: Computer-aided design; MDI: Mini Dental Implant.

Interface de planeamento: O diagnóstico dentário e o planeamento de implantes dependem de radiografias panorâmicas para a avaliação inicial. O software desempenha um papel crucial, calculando reconstruções panorâmicas 3D, automaticamente ou com curvas definidas pelo utilizador, fornecendo dados espaciais essenciais para uma colocação precisa dos implantes. A maioria dos programas de planeamento são concebidos como software aberto, acomodando uma vasta gama de fornecedores de implantes e os seus respectivos sistemas (consulte a Tabela 1). Estes programas oferecem modelos 3D de implantes das suas bibliotecas, permitindo a colocação virtual ao lado de estruturas anatómicas e outros implantes planeados. Algumas ferramentas de software avançadas permitem mesmo a colocação virtual de pilares personalizados ou baseados em bibliotecas, facilitando a simulação abrangente de aspectos cirúrgicos e protéticos. Além disso, a visualização radio-opaca ajuda a determinar angulações precisas e posições exactas dos implantes. Em particular, a técnica de digitalização dupla, inicialmente iniciada pelo NobelGuide e agora adoptada por outros sistemas como o SimPlant, melhora a precisão da CBCT. Esta técnica envolve a sobreposição de digitalizações de modelos radiológicos às digitalizações do paciente, simplificando a segmentação e melhorando a precisão geral do planeamento.

Documentação: Assim que o planeamento do implante estiver finalizado, pode ser gerada documentação detalhada em vários formatos, incluindo impressões ou publicações online. Esta documentação serve como um ponto de referência crucial para discussões com dentistas e técnicos de laboratório, assegurando o alinhamento da abordagem de tratamento planeada antes de prosseguir. Posteriormente, a guia cirúrgica finalizada pode ser encomendada com base nos dados de planeamento abrangentes.

Guias cirúrgicos: Nas fases iniciais do planeamento 3D, a transferência das posições dos implantes a partir do software de planeamento não era normalizada, exigindo ajustes individuais por parte dos utilizadores. No entanto, as soluções de software modernas oferecem agora opções simplificadas para a transferência de dados para o fabrico de guias ou sistemas de seguimento ótico (ver Tabela 2). As guias cirúrgicas podem ser ancoradas em dentes remanescentes, pilares, tecidos moles ou diretamente em superfícies ósseas. Em particular, as guias cirúrgicas com suporte ósseo são normalmente produzidas utilizando técnicas de prototipagem rápida ou de impressão 3D, aproveitando modelos virtuais da superfície óssea para criar guias que se encaixam diretamente em retalhos mucoperiosteais preparados. Esta abordagem é particularmente benéfica para maxilares totalmente edêntulos, onde não podem ser colocados pilares convencionais ou implantes auxiliares. Em alternativa, alguns sistemas utilizam pinos de ancoragem para estabilizar as guias cirúrgicas no maxilar, assegurando um alinhamento preciso de acordo com as recomendações do software de planeamento. Embora as técnicas de fixação variem entre os tipos de produção, as modificações dos modelos de digitalização ou a renderização de modelos de superfície anatómica permitem uma aplicação versátil na cirurgia de implantes dentários. No entanto, o manuseamento de guias cirúrgicas completamente suportadas por tecidos moles apresenta desafios devido a alterações na orientação após a elevação do retalho, exigindo uma consideração cuidadosa durante as fases de digitalização e cirúrgica.

Variação de mangas: A orientação da broca nas guias cirúrgicas varia significativamente em termos de design e funcionalidade. Inicialmente, apenas estavam disponíveis casquilhos para brocas piloto ou guias múltiplas com diferentes diâmetros de casquilho para estabelecer uma identificação correcta do eixo do implante. Para aumentar a precisão, as guias cirúrgicas modernas apresentam designs inovadores de casquilhos, como o conceito de casquilho em casquilho, em que são utilizados vários casquilhos para guiar brocas com diâmetros crescentes. Algumas empresas desenvolveram kits cirúrgicos especializados que permitem a colocação guiada de implantes utilizando uma única manga principal, simplificando ainda mais o processo cirúrgico e melhorando a precisão.

Table 2. Technology of navigated implant placement.

Brand	Fabrication	Technology
Artma	Local	Optical tracking
Blue Sky Plan	Central/Local	3D-printing
coDiagnostiX	Local	Mechanical Optical tracking
DenX Image-Guided Surgery	Local	Optical tracking
DentalVox	Central	CAM-milling
DentalSlice	Central	Stereolithography
DDent plus I	Local	Mechanical
Easy Guide	Central	CAM-milling
Implant Location System	Central	CAM temperature-forming
Implametric	Central	Stereolithography
Implant3D	Local	Mechanical
Implant3D (med3D)	Local	Mechanical Optical tracking
Nobel Guide	Central	Stereolithography
Robodent	Local	Optical tracking
Scan2guide	Central	Rapid manufacturing technology
Sicat Implant	Central	CAM-milling
Simplant	Central	Stereolithography
Visit	Local	Optical tracking
VIP Pilog Compu-Guide	Central	CAM-milling

CAM: Computer-aided manufacture; VIP: Virtual Implant Placement.

Produção de guias: Atualmente, as guias cirúrgicas podem ser produzidas localmente por técnicos de laboratório dentário ou dentistas, utilizando dispositivos de posicionamento mecânico especializados, ou centralmente através de instalações equipadas com várias tecnologias CAD-CAM (consulte a Figura 1). O fabrico local envolve ajustes guiados por software das posições do molde mestre e dos modelos de digitalização, assegurando uma simulação precisa dos eixos dos implantes e a subsequente colocação das mangas cirúrgicas utilizando sistemas de fresagem paralelos. O processo de fresagem em laboratórios locais ou consultórios dentários oferece uma precisão de nível clínico comparável à dos sistemas de navegação. Por outro lado, a produção centralizada envolve o planeamento em PCs padrão, seguido da transferência de dados para centros de produção equipados com capacidades de fabrico avançadas (ver Figura 2). Inicialmente, as guias cirúrgicas eram predominantemente produzidas através de estereolitografia, utilizando modelos de superfície detalhados para o fabrico preciso de guias. No entanto, os avanços na tecnologia de impressão 3D permitiram a produção de modelos 3D e guias cirúrgicos, apoiando o fabrico descentralizado em consultórios dentários ou laboratórios.

Colocação guiada de implantes: A maioria dos sistemas de colocação guiada de implantes permite o posicionamento preciso dos master sleeves, facilitando a orientação vertical da broca com brocas de função de paragem para uma preparação precisa do local do implante. Estão disponíveis vários conceitos de orientação de brocas (ver Tabela 3), incluindo brocas de manga fixa que asseguram a orientação dentro da manga principal da guia cirúrgica. Embora este sistema exija várias mudanças de broca, minimiza o número de componentes móveis envolvidos na preparação cirúrgica, aumentando assim a eficiência do procedimento. Outras abordagens utilizam pequenos suportes alinhados dentro da manga principal para guiar as brocas do kit de implante, ou apresentam mangas móveis nas brocas para acomodar o comprimento final da broca. Estas inovações apoiam a preparação eficaz do local do implante e asseguram a utilização adequada dos instrumentos, especialmente crucial em procedimentos sem retalho destinados a obter uma orientação vertical precisa do implante. Além disso, os sistemas de colocação de implantes guiados facilitam a utilização de superestruturas fresadas de controlo numérico computorizado (CNC) pré-fabricadas para carga imediata, oferecendo opções de tratamento minimamente invasivas e eficientes em termos de tempo.

Seguimento ótico: Para além dos guias cirúrgicos, a navegação intra-operatória através de sistemas de rastreio ótico proporciona uma abordagem alternativa que tira partido da imagiologia 3D e da transferência de dados para o ambiente cirúrgico. Este processo reflecte a preparação da guia cirúrgica sem o fabrico da guia final, reduzindo significativamente o espaço ocupado pelo equipamento em comparação com os sistemas de navegação tradicionais (ver Tabela 4). Os sistemas de seguimento ótico de implantes dentários utilizam fiduciais de exames radiológicos como pontos de referência para o registo do instrumento, assegurando uma monitorização precisa em tempo real da posição do instrumento relativamente à anatomia do doente e aos dados de planeamento pré-operatório. Esta capacidade permite aos cirurgiões verificar a posição da broca nos monitores de controlo, alinhando-a com os modelos reconstruídos durante a cirurgia. Os sistemas de seguimento ótico oferecem vantagens sobre os sistemas de navegação convencionais em várias indicações clínicas, incluindo reconstruções anatómicas complexas e situações que requerem uma colocação precisa do implante sem a orientação tradicional da manga.

Table 3. Implant systems with instruments for guided surgery.

Implant company	System	Surgical guide	Guidance by	Guidance for
Astratech, Mölndal, Sweden	Facilitate	Simplant SICAT	Drill Positioning Handle	All drills and implants
BioHorizons, Birmingham, AL, USA	Pilog Compu-Guide	Pilog Compu-Guide	Multiple sleeves	Pilot drills
Biomet 3i, Palm Beach Gardens, FL, USA	Navigator	Simplant SICAT	Drill Positioning Handle	All drills and implants
Bredent, Senden, Germany	SKYplanX	SKYplanX	Sleeve in sleeve	All drills and implants
Camlog, Wimsheim, Germany	Camlog Guide	coDiagnostiX med3D SICAT Simplant	Integrated sleeve on drill	All drills and implants
Dentsply Friadent, Mannheim, Germany	ExpertEase	coDiagnostiX med3D Sicat Simplant	Mounted sleeve on drill	All drills and implant
Imtec, Ardmore, OK, USA	DigiGuide MDI	DigiGuide MDI		Drills
Keystone Dental, Drilllington, MA, USA	Easy Guide	Easy Guide	Sleeve	Drills
Nobel Biocare, Göteborg, Sweden	Nobel Guide	Nobel Guide	Drill Positioning Handle	All drills and implants
Straumann, Basel, Switzerland	Guided Surgery	coDiagnostiX med3D Scan2Guide SICAT Simplant	Drill Positioning Handle	All drills and implants
Various	Safe System	Simplant	Mouted sleeve in guide	All drills and implants

Exatidão: A exatidão dos sistemas de colocação de implantes guiados, quer utilizem guias cirúrgicas ou rastreio ótico, foi amplamente avaliada através de estudos clínicos e in vitro. Os estudos in vitro destacam as limitações associadas às etapas do procedimento que afectam os resultados protéticos, tais como a precisão do posicionamento da crista influenciada pela precisão do ponto de entrada. A precisão do posicionamento apical é crucial para a colocação subsequente do pilar, com os desvios médios da posição da crista a variarem entre 0,15 ± 0,12 e 1,5 ± 0,8 mm, e os desvios apicais a apresentarem valores médios maiores, entre 0,4 ± 0,12 e 2,0 ± 0,7 mm. Os desvios máximos, especialmente no ápice, representam riscos para as estruturas anatómicas adjacentes devido a deslocamentos horizontais ou verticais de até 1,86 ou 2,7 mm. A atenuação destes riscos exige a manutenção de uma distância de segurança mínima de 1 mm, com base em estudos adicionais in vitro. Os sistemas que utilizam master sleeves e ferramentas suplementares permitem uma preparação e colocação precisas do implante através de guias cirúrgicas, garantindo uma elevada precisão do procedimento. No entanto, surgem desafios com as limitações de tamanho dos master sleeves, particularmente em casos que envolvem implantes de pequeno diâmetro, o que leva algumas empresas a oferecer sistemas com opções de dual sleeve para acomodar múltiplas brocas ou sleeves adicionais.

Estudos clínicos:[105,106] As investigações clínicas relataram desvios de colocação de implantes variáveis, dependendo dos tipos de suporte da guia - suportada por dentes, suportada por mucosa e suportada por osso - mostrando desvios de posição crestal comparáveis de 0,87 ± 0,4, 1,06 ± 0,6 e 1,28 ± 0,9 mm, respetivamente. No entanto, foram observadas diferenças significativas nos desvios de posição apical entre as guias suportadas por dentes (0,95 ± 0,6 mm), as guias suportadas por mucosa (1,6 ± 1,0 mm; $p = 0,014$) e as guias suportadas por osso (1,57 ± 0,9 mm; $p = 0,003$). Nomeadamente, não foi encontrada qualquer diferença significativa entre os guias suportados por osso e por mucosa para os desvios de posição apical (ver [110]). A validação clínica dos sistemas de rastreio ótico in vivo mostrou resultados comparáveis aos dos sistemas de colocação de implantes guiados, com desvios da crista de 1,0

± 0,5 mm e desvios apicais de 1,3 ± 0,9 mm. Outros estudos sublinham a importância da colocação navegada de implantes na obtenção de um posicionamento lingual e vestibular preciso, essencial para garantir a estabilidade ideal do implante e o sucesso a longo prazo em várias configurações anatómicas.

Vantagens: Os sistemas de colocação de implantes guiados oferecem vantagens significativas, aproveitando os conhecimentos anatómicos detalhados e a preparação cirúrgica precisa para atenuar as alterações processuais intra-operatórias. São particularmente benéficos para procedimentos sem retalho, colocações anatómicas complexas e casos que requerem implantes inclinados para evitar procedimentos de enxerto extensos. Além disso, o planeamento pré-operatório abrangente suporta fluxos de trabalho protéticos rápidos, permitindo que os técnicos de laboratório preparem as superestruturas com antecedência, reduzindo assim os tempos de execução (ver [118]). Os indicadores de sucesso a longo prazo, como as taxas de reabsorção óssea peri-implantar, alinham-se com os procedimentos convencionais, sublinhando a eficácia clínica dos sistemas de colocação de implantes guiados. Em geral, a integração do diagnóstico 3D na implantologia reduz a morbilidade dos doentes e as taxas de complicações, embora os dados comparativos sobre os resultados dos implantes entre diferentes técnicas permaneçam limitados. Nomeadamente, um estudo sugere que as guias cirúrgicas (1,31%) podem apresentar taxas de insucesso mais baixas em comparação com os sistemas de rastreio ótico (2,96%).

Limitações: As limitações associadas aos sistemas de colocação guiada de implantes incluem desafios na resolução da imagem radiológica 3D, particularmente nos casos que envolvem próteses metálicas ou de cerâmica de óxido de zircónio, que podem obscurecer a avaliação exacta das estruturas anatómicas (ver [8]). Os artefactos de movimento podem comprometer ainda mais a precisão dos dados métricos, conforme salientado por vários estudos in vitro. As guias cirúrgicas planeadas com distâncias de segurança mínimas às estruturas anatómicas ou em regiões com osso disponível limitado representam riscos significativos, podendo resultar em desvios que comprometem a integridade anatómica ou a osteointegração do implante. A implementação bem sucedida de sistemas de implantes guiados exige um planeamento proficiente do tratamento com implantes para minimizar o trauma cirúrgico e otimizar os resultados protéticos. Os testes de precisão indicam que os desvios aumentam quando as bases das guias e as posições dos casquilhos se encontram mais afastadas dos pontos de entrada do osso, enfatizando a importância de adaptar as abordagens cirúrgicas com base na espessura do tecido e na complexidade anatómica. Embora as guias ancoradas no osso e os sistemas de rastreio ótico ofereçam soluções viáveis em ambientes de tecidos moles espessos, a obtenção de uma precisão sub-milimétrica continua a ser fundamental para o sucesso da restauração protética[107] .

Desenvolvimentos recentes: Os avanços recentes têm como objetivo simplificar o complexo fluxo de trabalho associado à produção de guias cirúrgicas, abordando o agendamento de doentes

Capítulo 12

Conclusão

"Os sistemas de navegação dentária, quer sejam dinâmicos ou estáticos, são inovações transformadoras na prática dentária moderna. Oferecem orientação e feedback precisos durante os procedimentos cirúrgicos, melhorando significativamente a precisão e a segurança da colocação de implantes dentários e de outras cirurgias complexas. Esta tecnologia não só beneficia os profissionais experientes, como também desempenha um papel crucial na educação dentária.

Ao integrar sistemas de navegação dentária em programas de formação, os estudantes de medicina dentária ganham uma exposição precoce a técnicas cirúrgicas que eram tradicionalmente reservadas para fases mais avançadas da formação. Esta introdução precoce acelera as curvas de aprendizagem e reduz o tempo total de formação em até 10.000 horas. Isto é conseguido através da visualização e orientação em tempo real, o que permite aos estudantes praticar e aperfeiçoar as suas capacidades em condições simuladas antes de realizarem procedimentos em pacientes reais.

Além disso, estes sistemas atenuam a curva de aprendizagem tipicamente associada apenas à experiência clínica. Permitem aos dentistas colocar implantes e efetuar outras tarefas cirúrgicas com precisão, independentemente do seu nível de experiência individual. Esta consistência na precisão cirúrgica contribui para melhores resultados para os pacientes e reduz o potencial de erros de procedimento.

A integração da inteligência artificial melhora ainda mais as capacidades dos sistemas de navegação dentária. Os algoritmos de IA ajudam no diagnóstico, no planeamento do tratamento e na previsão dos resultados do tratamento com base numa análise de dados abrangente e em factores específicos do paciente. Esta sinergia entre a tecnologia de navegação e a IA não só melhora a precisão do tratamento, como também facilita planos de tratamento personalizados, adaptados à anatomia dentária e ao perfil de saúde únicos de cada paciente.

Olhando para o futuro, o avanço contínuo e a adoção de sistemas de navegação dentária juntamente com a IA prometem elevar ainda mais os padrões da prática clínica. Os dentistas são encorajados a adotar estas inovações tecnológicas e a aperfeiçoar continuamente as suas competências para proporcionar experiências superiores de cuidados aos pacientes. Ao alavancar esses avanços, os profissionais de odontologia podem navegar com confiança pelas complexidades da odontologia moderna, garantindo ótimos resultados de tratamento e satisfação do paciente."

BIBILOGRAFIA

1. Hounsfield GN. Varrimento axial transversal computorizado (tomografia). Descrição do sistema. Br J Radiol 1973;46:1016-22.
2. Arai Y, Tammisalo E, Iwai K, et al. Desenvolvimento da TC orto-cúbica de super alta resolução (Ortho-CT). In: Lemke HU, editor. Actas do 12º Simpósio e Exposição Internacional. Tóquio, 24-27 de junho de 1998.
3. Arai Y, Tammisalo E, Iwai K, et al. Desenvolvimento de um aparelho compacto de tomografia computorizada para uso dentário. Dentomaxillofac Radiol 1999;28(4):245-8.
4. Terakado M, Hashimoto K, Arai Y, et al. Diagnóstico por imagem com a recém-desenvolvida TC orto-cúbica de super alta resolução (Ortho-CT). Oral Surg Oral Med Oral Pathol Oral Radiol Endod 2000;89:509-18.
5. Arai Y, Hashimoto K, Iwai K, et al. Eficiência fundamental da TC de raios X de feixe cónico limitado (micro TC de imagens múltiplas 3DX) para utilização prática. Radiologia Dentária 2000; 40(2):145-54.
6. Mozzo P, Procacci C, Tacconi A, et al. Um novo aparelho de TC volumétrico para imagiologia dentária baseado na técnica de feixe cónico: resultados preliminares. Eur Radiol 1998;8(9):1558-64.
7. Scarfe WC, Farman AG. O que é a TC de feixe cónico e como funciona? Dent Clin North Am 2008;52(4):707-30.
8. Abramovitch K, Rice DD. Princípios básicos da tomografia computorizada de feixe cónico. Dent Clin North Am 2014;58(3):463-84.
9. Pauwels R, Araki K, Siewerdsen JH, et al. Aspectos técnicos da TCFC dentária: estado da arte. Dentomaxillofac Radiol 2015;44(1):20140224.
10. Baba R, Konno Y, Ueda K, et al. Comparação entre o detetor de painel plano e o detetor intensificador de imagem para TC de feixe cónico. Comput Med Imaging Graph 2002;26: 153-8.
11. Vano E, Geiger B, Schreiner A, et al. Detetor dinâmico de painel plano versus intensificador de imagem em imagiologia cardíaca: dose e qualidade de imagem. Phys Med Biol 2005;50: 5731-42.
12. Zhao Z, Gang GJ, Siewerdsen JH. Ruído, amostragem e o número de projecções em TC de feixe cónico com um detetor de painel plano. Med Phys 2014;41(6):061909.
13. Kopp S, Ottl P. Estabilidade dimensional em tomografia computorizada de feixe cónico de compósito. Dentomaxillofac Radiol 2010;39:512-6.
14. Demirturk Kocasarac H, Helvacioglu Yigit D, Bechara B, et al. Relação contraste-ruído com diferentes definições numa máquina de CBCT na presença de diferentes materiais de obturação da extremidade radicular: um estudo in vitro. Dentomaxillofac Radiol 2016;45(5):20160012.
15. Schulze RKW, Berndt D, d'Hoedt B. Sobre artefactos de tomografia computorizada de feixe cónico induzidos por implantes de titânio. Clin Oral Implants Res 2010;21:100-7.
16. Pauwels R, Stamatakis H, Bosmans H, et al, Consórcio do Projeto SEDENTEXCT. Quantificação de artefactos metálicos em imagens de tomografia computorizada de feixe cónico. Clin Oral Implants Res 2013;24(Suppl. A100):94-9.

17. Bechara B, Alex McMahan C, Moore WS, et al. Tomografias de feixe cónico com e sem redução de artefactos na deteção de fracturas radiculares em dentes tratados endodonticamente. Dentomaxillofac Radiol 2013;42(5):20120245.
18. Spin-Neto R, Gotfredsen E, Wenzel A. Impacto da variação do tamanho do voxel no resultado do diagnóstico baseado na CBCT em medicina dentária: uma revisão sistemática. J Digit Imaging 2013;26(4):813-20.
19. Chindasombatjaroen J, Kakimoto N, Murakami S, et al. Análise quantitativa de artefactos metálicos causados por metais dentários: comparação de scanners de TC de feixe cónico e de fileira multidetectores. Oral Radiol 2011;27(2):114-20
20. Wang Q, Li L, Zhang L, et al. Um novo método de redução de artefactos metálicos para TC de feixe cónico baseado em três projecções aproximadamente ortogonais. Phys Med Biol 2013;58(1):1-17.
21. Parsa A, Ibrahim N, Hassan B, et al. Avaliação da redução do artefacto metálico em torno de implantes dentários de titânio em TC de feixe cónico. Dentomaxillofac Radiol 2014;43(7):20140019.
22. Adibi S, Zhang W, Servos T, et al. Tomografia computorizada de feixe cónico em medicina dentária: o que os educadores dentários e os alunos devem saber. J Dent Educ 2012;76(11): 1437-42.
23. Tyndall DA, Brooks SL. Critérios de seleção para imagiologia do local do implante dentário: um documento de posição da Academia Americana de Radiologia Oral e Maxilofacial. Oral Surg Oral Med Oral Pathol Oral Radiol Endod 2000;89(5):630-7.
24. Tyndall DA, Price JB, Tetradis S, et al, Academia Americana de Radiologia Oral e Maxilofacial. Declaração de posição da Academia Americana de Radiologia Oral e Maxilofacial sobre os critérios de seleção para a utilização de radiologia em implantologia dentária, com ênfase na tomografia computorizada de feixe cónico. Oral Surg Oral Med Oral Pathol Oral Radiol 2012;113(6):817-26.
25. Mah JK, Huang JC, Choo H. Aplicações práticas da tomografia computorizada de feixe cónico em ortodontia. J Am Dent Assoc 2010;141(Suppl 3):7S-13S.
26. Nurko C. Imagens tridimensionais da tecnologia de tomografia computorizada cone bean: uma atualização e relato de caso de um incisivo impactado num paciente com dentição mista. Pediatr Dent 2010;32(4):356-60.
27. Chenin DL. Cefalometria 3D: a nova norma. Alpha Omegan 2010;103(2):51-6.
28. Evangelista K, Vasconcelos Kde F, Bumann A, et al. Deiscência e fenestração em pacientes com má oclusão de classe I e classe II divisão 1 avaliadas com tomografia computadorizada conebeam. Am J Orthod Dentofacial Orthop 2010;138(2): 133.e1-7 [discussão: 133-5].
29. Wu TY, Lin HH, Lo LJ, et al. Resultados pós-operatórios do planeamento bi e tridimensional em cirurgia ortognática: um estudo comparativo. J Plast Reconstr Aesthet Surg 2017;70(8):1101-11.
30. Kumar V, Ludlow J, Soares Cevidanes LH, et al. Comparação in vivo de cefalogramas convencionais e sintetizados por TC de feixe cónico. Angle Orthod 2008;78(5): 873-9.
31. Academia Americana de Radiologia Oral e Maxilofacial. Recomendações clínicas relativas à utilização da tomografia computorizada de feixe cónico em ortodontia. [corrigido]. Declaração de posição da Academia Americana de Radiologia Oral e Maxilofacial. Oral Surg Oral Med Oral Pathol Oral Radiol 2013;116(2):238-57.

32. Brito-Ju'nior M, Quintino AF, Camilo CC, et al. Tratamento endodôntico não cirúrgico com MTA para defeitos perfurantes de reabsorção radicular interna: relatório de um acompanhamento a longo prazo. Oral Surg Oral Med Oral Pathol Oral Radiol Endod 2010; 110(6):784-8
33. Baruwa, A.O.; Martins, J.N.R.; Meirinhos, J.; Pereira, B.; Gouveia, J.; Quaresma, S.A.; Monroe, A.; Ginjeira, A. A Influência da Falta de Canais na Prevalência de Lesões Periapicais em Dentes Tratados Endodonticamente: A Cross-sectional Study. J. Endod. 2020, 46, 34-39. [CrossRef] [PubMed]
34. Karabucak, B.; Bunes, A.; Chehoud, C.; Kohli, M.R.; Setzer, F. Prevalência de periodontite apical em pré-molares tratados endodonticamente e molares com canal não tratado: Um estudo de tomografia computorizada de feixe cónico. J. Endod. 2016, 42, 538-541. [CrossRef] [PubMed]
35. Zender, M.S.; Connert, T.; Weiger, R.; Krastl, G.; Kühl, S. Endodontia guiada: Precisão de um novo método para a preparação da cavidade de acesso guiado e localização do canal radicular. Int. Endod. J. 2016, 49, 966-972. [CrossRef] [PubMed]
36. Venskutonis, T.; Plotino, G.; Juodzbalys, G.; Mickeviˇciene, L. A importância da tomografia computadorizada de feixe cônico no tratamento de problemas endodônticos: Uma revisão da literatura. J. Endod. 2014, 40, 1895-1901. [CrossRef] [PubMed]
37. Zubizarreta-Macho, Á.; Muñoz, A.P.; Deglow, E.R.; Agustín-Panadero, R.; Álvarez, J.M. Accuracy of Computer-Aided Dynamic Navigation Compared to Computer-Aided Static Procedure for Endodontic Access Cavities: Um estudo in vitro. J. Clin. Med. 2020, 9, 129. [CrossRef] [PubMed]
38. Plotino, G.; Grande, N.M.; Isufi, A.; Ioppolo, P.; Pedulla, E.; Bedini, R.; Gambarini, G.; Testarelli, L. Fracture Strength of Endodontically Treated Teeth with Different Access Cavity Designs. J. Endod. 2017, 43, 995-1000. [CrossRef] [PubMed]
39. Villa-Machado PA, Restrepo-Restrepo FA, Tobón-Arroyave SI. Microcirurgia endodôntica piezoeléctrica transantral guiada dinamicamente: Um relato de caso com considerações técnicas. International Endodontic Journal. 2024 Abr;57(4):490-500.
40. Autor ; Banzi, R.; Moja, L. Medindo o impacto das evidências: A revisão sistemática Cochrane dos cuidados organizados para o AVC. Intern. Emerg. Med. 2009, 4, 507-510.
41. Nagendrababu, V.; Duncan, H.F.; Tsesis, I.; Sathorn, C.; Pulikkotil, S.J.; Dharmarajan, L.; Dummer, P.M.H. PRISMA para resumos: Melhores práticas para reportar resumos de revisões sistemáticas em Endodontologia [publicado online antes da impressão, 2019 Mar 19]. Int. Endod. J. 2019, 52, 1096-1107.
42. Nagendrababu, V.; Dilokthornsakul, P.; Jinatongthai, P.; Veettil, S.K.; Pulikkotil, S.J.; Duncan, H.F.; Dummer, P.M.H. Glossário para revisões sistemáticas e meta-análises. Int. Endod. J. 2020, 53, 232-249. [CrossRef]
43. Krithikadatta, J.; Gopikrishna, V.; Datta, M. CRIS Guidelines (Checklist for Reporting In-vitro Studies): Uma nota concetual sobre a necessidade de directrizes normalizadas para melhorar a qualidade e a transparência na comunicação de estudos in vitro na investigação dentária experimental. J. Conserv. Dent. 2014, 17, 301-304. [CrossRef]
44. Jadad, A.R.; Moore, R.A.; Carroll, D.; Jenkinson, C.; Reynolds, D.J.M.; Gavaghan, D.J.; McQuay, H.J. Assessing the quality of reports of randomized clinical trials: É necessária a ocultação? Control. Clin. Trials 1996, 17, 1-12. [CrossRef]

45. Buchgreitz, J.; Buchgreitz, M.; Mortensen, D.; Bjørndal, L. Preparação de cavidades de acesso guiado utilizando tomografia computorizada de feixe cónico e exames ópticos de superfície - um estudo ex vivo. Int. Endod. J. 2016, 49, 790-795. [CrossRef]
46. Chong, B.S.; Dhesi, M.; Makdissi, J. Navegação dinâmica assistida por computador: Um novo método para endodontia guiada. Quintessence Int. 2019, 50, 196-202. [PubMed]
47. Connert, T.; Zehnder, M.S.; Amato, M.; Weiger, R.; Kühl, S.; Krastl, G. Microguided Endodontics: Um método para obter uma preparação da cavidade de acesso minimamente invasiva e a localização do canal radicular em incisivos mandibulares utilizando uma nova técnica guiada por computador. Int. Endod. J. 2018, 51, 247-255. [CrossRef]
48. Fonseca Tavares, W.L.; Diniz Viana, A.C.; de Carvalho Machado, V.; Feitosa Henriques, L.C.; Ribeiro Sobrinho, A.P. Guided Endodontic Access of Calcified Anterior Teeth. J. Endod. 2018, 44, 1195-1199. [CrossRef]
49. Maia, L.M.; de Carvalho Machado, V.; da Silva, N.R.F.A.; Brito Júnior, M.; da Silveira, R.R.; Moreira Júnior, G.; Ribeiro Sobrinho, A.P. Relato de casos em dentes posteriores maxilares por acesso endodôntico guiado. J. Endod. 2019, 45, 214-218. [CrossRef] [PubMed]
50. van der Meer, W.J.; Vissink, A.; Ng, Y.L.; Gulabivala, K. 3D Computer aided treatment planning in endodontics. J. Dent. 2016, 45, 67-72. [CrossRef]
51. Buchgreitz, J.; Buchgreitz, M.; Bjørndal, L. Preparação guiada do canal radicular utilizando tomografia computorizada de feixe cónico e exames de superfície ópticos - um estudo observacional da obliteração do espaço pulpar e da profundidade do trajeto da broca em 50 pacientes. Int. Endod. J. 2019, 52, 559-568. [CrossRef] [PubMed]
52. Jain, S.D.; Carrico, C.K.; Bermanis, I. Precisão tridimensional da tecnologia de navegação dinâmica na localização de canais calcificados. J. Endod. 2020, 46, 839-845. [CrossRef]
53. Andreasen FM, Zhijie Y, Thomsen BL, Andersen PK. Ocorrência de obliteração do canal pulpar após lesões de luxação na dentição permanente. Endod Dent Traumatol 1987;3:103-15.
54. Oginni AO, Adekoya-Sofowora CA, Kolawole KA. Avaliação de radiografias, sinais clínicos e sintomas associados à obliteração do canal pulpar: um auxílio à decisão de tratamento. Dent Traumatol 2009;25:620-5.
55. Janabi A, Tordik PA, Griffin IL, Mostoufi B, Price JB, Chand P, Martinho FC. Precisão e eficiência do sistema de navegação dinâmica tridimensional para remoção de pinos de fibra de dentes tratados com canal radicular. Jornal de endodontia. 2021 Sep 1;47(9):1453-60.
56. Nikoui M, Kenny DJ, Barrett EJ. Resultados clínicos das luxações dos incisivos permanentes numa população pediátrica. III. Luxações laterais. Dent Traumatol 2003;19:280-5.
57. Holcomb JB, Gregory Jr WB. Metamorfose calcificada da polpa: sua incidência e tratamento. Oral Surg Oral Med Oral Pathol 1967;24:825-30.
58. McCabe PS, Dummer PM. Obliteração do canal pulpar: um diagnóstico endodôntico e um desafio de tratamento. Int Endod J 2012;45:177-97.

59. Robertson A, Andreasen FM, Bergenholtz G, et al. Incidência de necrose pulpar subsequente à obliteração do canal pulpar por trauma de incisivos permanentes. J Endod 1996;22:557-60.
60. Andreasen FM, Kahler B. Resposta pulpar após lesão dentária aguda na dentição permanente: implicações clínicas - uma revisão. J Endod 2015;41:299-308.
61. Langeland K, Dowden WE, Tronstad L, Langeland LK. Alterações da polpa humana de origem iatrogénica. Oral Surg Oral Med Oral Pathol 1971;32:943-80.
62. Kiefner P, Connert T, ElAyouti A, Weiger R. Tratamento de canais radiculares calcificados em pessoas idosas: um estudo clínico sobre a acessibilidade, o tempo necessário e o resultado com um acompanhamento de três anos. Gerodontologia 2017;34:164-70.
63. Pettiette MT, Zhong S, Moretti AJ, Khan AA. Potencial correlação entre estatinas e calcificação da câmara pulpar. J Endod 2013;39:1119-23.
64. Lang H, Korkmaz Y, Schneider K, Raab WH. Impacto dos tratamentos endodônticos na rigidez da raiz. J Dent Res 2006;85:364-8.
65. Kim S, Kratchman S. Conceitos e prática da cirurgia endodôntica moderna: uma revisão. Journal of endodontics. 2006 Jul 1;32(7):601-23.
66. Associação Americana de Endodontistas. Formulário e directrizes de avaliação da dificuldade dos casos endodônticos da AAE. Disponível em: https://www.aae.org/specialty/wp-content/uploads/sites/2/2017/10/ 2006casedifficultyassessmentformb_edited2010.pdf 2010. Acedido em 27 de dezembro de 2019.
67. Strbac GD, Schnappauf A, Giannis K, Moritz A, Ulm C. Cirurgia Endodôntica Moderna Guiada: Uma nova abordagem para osteotomia guiada e ressecção radicular. J Endod. 2017 Mar;43(3):496-501. doi: 10.1016/j.joen.2016.11.001. Epub 2017 Jan 28. PMID: 28139285.
68. Giacomino CM, Ray JJ, Wealleans JA. Microcirurgia endodôntica direccionada: uma nova abordagem a cenários anatomicamente desafiantes utilizando guias impressas tridimensionais e brocas de trefina - um relatório de 3 casos. Journal of Endodontics. 2018 Abr 1;44(4):671-7.
69. Moreno-Rabié C, Torres A, Lambrechts P, Jacobs R. Aplicações clínicas, precisão e limitações da endodontia guiada: uma revisão sistemática. Int Endod J. 2020 Feb;53(2):214-231. doi: 10.1111/iej.13216. Epub 2019 Oct 23. PMID: 31520416.
70. Jain, Sameer & Carrico, Caroline & Bermanis, Ido & Rehil, Sonali. (2020). Anestesia intraóssea usando tecnologia de navegação dinâmica. Jornal de endodontia. 46. 10.1016/j.joen.2020.09.001.
71. Pinsky HM, Champleboux G, Sarment DP. Cirurgia periapical com orientação CAD/CAM: resultados pré-clínicos. J Endod 2007;33:148-51
72. Rahbaran S, Gilthorpe MS, Harrison SD, et al. Comparação dos resultados clínicos da cirurgia periapical nas unidades de endodontia e cirurgia oral de um hospital dentário universitário: um estudo retrospetivo. Oral Surg Oral Med Oral Pathol Oral Radiol Endod 2001;91:700-9.
73. Cohn, Mike. (2009). Succeeding with Agile: Software Development Using Scrum.
74. Van Noort G, Voorveld HA, Van Reijmersdal EA. Interactivity in brand web sites: cognitive, affective, and behavioral responses explained by consumers' online flow experience. Journal of interactive marketing. 2012 Nov;26(4):223-34.

75. Abduo J, Judge RB. Implicações do desajuste da estrutura do implante: uma revisão sistemática das sequelas biomecânicas. Int J Oral Maxillofac Implants. 2014 May 1;29(3):608-21.
76. Friedman S, Mor S. O sucesso da terapia endodôntica: cicatrização e funcionalidade. J Cal Dent Assoc 2004;32:493-503.
77. Associação Americana de Endodontistas. Normas de tratamento: Resumo executivo. Chicago: aae.org; 2019. p. 7.
78. Directrizes de qualidade para o tratamento endodôntico: relatório de consenso da Sociedade Europeia de Endodontologia. Int Endod J 2006;39:921-30.
79. Curtis DC, VanderWeele RA, Ray JJ, et al. Avaliação dos resultados centrados no paciente do retratamento e da microcirurgia endodôntica utilizando a análise volumétrica tomográfica computorizada de feixe cónico. J Endod 2018;44:1251-6.
80. Dickie J, McCrosson J. Técnicas pós-remoção, parte 1. Dent Update 2014;41:490-8.
81. Khalighinejad N, Aminoshariae A, Kulild JC, et al. O efeito do microscópio operatório dentário no resultado do tratamento não cirúrgico do canal radicular: um estudo retrospetivo de caso-controlo. J Endod 2017;43:728-32.
82. Ruddle CJ. Retratamento não cirúrgico. J Endod 2004;30:827-45.
83. Barros Aguiar AC, Amorim de Meireles D, Franco Marques AA, et al. Efeito do desenho de pontas ultra-sônicas na remoção de pinos intrarradiculares. Restor Dent Endod 2014;39:265-9.
84. Adolphs N, Liu W, Keeve E, Hoffmeister B. Planeamento de cirurgia craniomaxilofacial com base em modelos 3D derivados de dados de TC de feixe cónico. Cirurgia assistida por computador. 2013 Sep 1;18(5-6):101-8.
85. Aydemir S, Arukaslan G, Saridag S, et al. Comparação da resistência à fratura e do tempo necessário para dois sistemas diferentes de remoção de pilares de fibra. J Prosthodont 2018;27:771-4.
86. Jorba-García A, Figueiredo R, Gonz alez-Barnadas A, et al. Precisão e o papel da experiência na cirurgia dinâmica de implantes dentários guiada por computador: um estudo in-vitro. Med Oral Patol Oral Cir Bucal 2019;24:e76-83.
87. Tack P, Victor J, Gemmel P, Annemans L. Técnicas de impressão 3D num ambiente médico: uma revisão sistemática da literatura. Engenharia biomédica online. 2016 Dec;15:1-21.
88. Stefanelli Park, DeGroot BS, Lipton DI, et al. Precisão de um sistema dinâmico de navegação de implantes dentários na prática privada. J Oral Maxillofac Implants 2019;34:205-13.
89. Kozakiewicz M, Szymor P. Comparação entre malha de titânio pré-curvada e implantes de polietileno em reconstruções orbitais específicas do paciente. Head Face Med. 2013 Oct 29;9:32. doi: 10.1186/1746-160X-9-32. PMID: 24382118; PMCID: PMC4029398.
90. Zehnder MS, Connert T, Weiger R, et al. Endodontia guiada: precisão de um novo método para a preparação da cavidade de acesso guiado e localização do canal radicular. Int Endod J 2016;46:966-72.
91. Zubizarreta-Macho A, de Pedro Mun oz A, Deglow ER, et al. Precisão da navegação dinâmica ~ assistida por computador em comparação com o procedimento estático assistido por computador para cavidades de acesso endodôntico: um estudo in vitro. J Clin Med 2020;2:129.

92. Lara-Mendes ST, Barbosa CF, Santa-Rosa CC, et al. Uma nova abordagem para acesso minimamente invasivo a dentes anteriores severamente calcificados usando a técnica de endodontia guiada. J Endod 2018;44:1578-82
93. Schwartz RS, Robbins JW. Colocação de pinos e restauração de dentes tratados endodonticamente: uma revisão da literatura. J Endod 2004;30:289-301.
94. Haupt F, Pfitzner J, Hulsmann M. Um estudo comparativo € in vitro de diferentes técnicas para a remoção de postes de fibra dos canais radiculares. Aust Endod J 2018;44:245-50.
95. Beretta, M., Poli, P. P. & Maiorana, C. (2014) Precisão da colocação de implantes orais guiada por modelo assistido por computador: Um estudo clínico prospetivo. J Periodontal Implant Sci 44: 184 -193.
96. Brodala, N. (2009) Cirurgia sem retalho e o seu efeito nos resultados dos implantes dentários. Int J Oral Maxillofac Implants 24 Suppl: 118 -125.
97. Cassetta, M., Di Mambro, A., Giansanti, M., Stefanelli, L. V. & Barbato, E. (2014) Como é que um erro no posicionamento da férula afecta a precisão dos implantes inseridos utilizando uma única guia cirúrgica estereolitográfica fixa suportada pela mucosa? Int J Oral Maxillofac Surg 43: 85 -92.
98. Cassetta, M., Giansanti, M., Di Mambro, A., Calasso, S. & Barbato, E. (2011) Precisão de dois modelos cirúrgicos estereolitográficos: Um estudo retrospetivo. Clin Implant Dent Relat Res 15: 448 -459.
99. Chen, S. T. & Buser, D. (2009) Resultados clínicos e estéticos de implantes colocados em locais pós-extração. Int J Oral Maxillofac Implants 24 Suppl: 186 -217.
100. D'Haese, J., Vervaeke, S., Verbanck, N. & De Bruyn, H. (2013) Resultados clínicos e radiográficos de implantes colocados através de cirurgia guiada por estereolitografia: Um estudo prospetivo monocêntrico. Int J Oral Maxillofac Implants 28: 205 -215.
101. Derks, J., Hakansson, J., Wennstrom, J. L., Tomasi, C., Larsson, M. & Berglundh, T. (2015) Eficácia da terapia com implantes analisada numa população sueca: Perda precoce e tardia de implantes. J Dent Res 94: 44S -51S.
102. Ender, A., Attin, T. & Mehl, A. (2016) Precisão in vivo de métodos convencionais e digitais de obtenção de impressões dentárias de arcada completa. J Prosthet Dent 115: 313 320.
103. Flugge, T., Derksen, W., Te Poel, J., Hassan, B., Nelson, K. & Wismeijer, D. (2016) Registo de dados de tomografia computorizada de feixe cónico e digitalizações de superfície intra-orais - um pré-requisito para cirurgia de implantes guiada com guias de perfuração cad/cam. Clin Oral Implants Res 28 1113 -1118.
104. Flugge, T. V., Att, W., Metzger, M. C. & Nelson, K. (2016) Precisão da digitalização de implantes dentários utilizando scanners intra-orais. Int J Prosthodont 29: 277 -283.
105. Flugge, T. V., Nelson, K., Schmelzeisen, R. & Metzger, M. C. (2013) Plotagem tridimensional e impressão de um guia de perfuração de implantes: Simplificar a cirurgia de implantes guiada. J Oral Maxillofac Surg 71: 1340 -1346.
106. Frosch, L., Mukaddam, K., Filippi, A., Zitzmann, N. & Kuhl, S. (2019) Comparação da geração de calor entre a cirurgia de implantes guiada e convencional para protocolos de perfuração simples e sequenciais - um estudo in vitro. Clin Oral Implants Res 30(2): 121 130.

107. Herekar, M. G., Patil, V. N., Mulani, S. S., Sethi, M. & Padhye, O. (2014) A influência da geometria da rosca na transferência de carga biomecânica para o osso: Uma análise de elementos finitos comparando dois designs de rosca de implante. Dent Res J 11 489 -494.

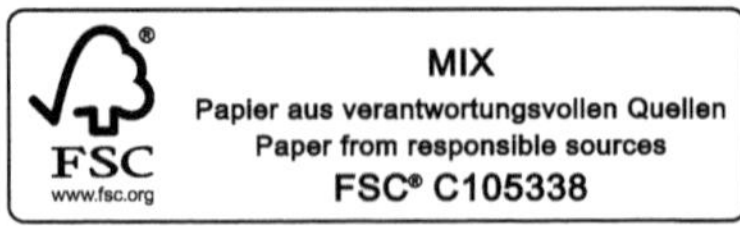

Printed by Books on Demand GmbH, Norderstedt / Germany